KARIMA STOCKMANN

INTUITIVES MUTTER-SEIN

Mit gestärktem Bauchgefühl zu innerer Klarheit und Selbstvertrauen

INHALT

ABFOTOGRAFIEREN, TEILEN, INSPIRIEREN

Inspirierende Zitatseiten sowie acht grafisch aufbereitete und mit dem Kamera-Icon gekennzeichnete Übungen freuen sich darauf, von dir geteilt zu werden. Einfach abfotografieren und im Handumdrehen auf deinem Social-Media-Kanal teilen. So inspirierst du auch andere Frauen, gut auf sich selbst zu achten und sich wieder ihrer Herzensweisheit zuzuwenden – ob mit oder ohne Kind.
Nutze für Instagram gerne:
@karima.stockmann_lebensfreude
#intuitivesmuttersein
@gu.verlag

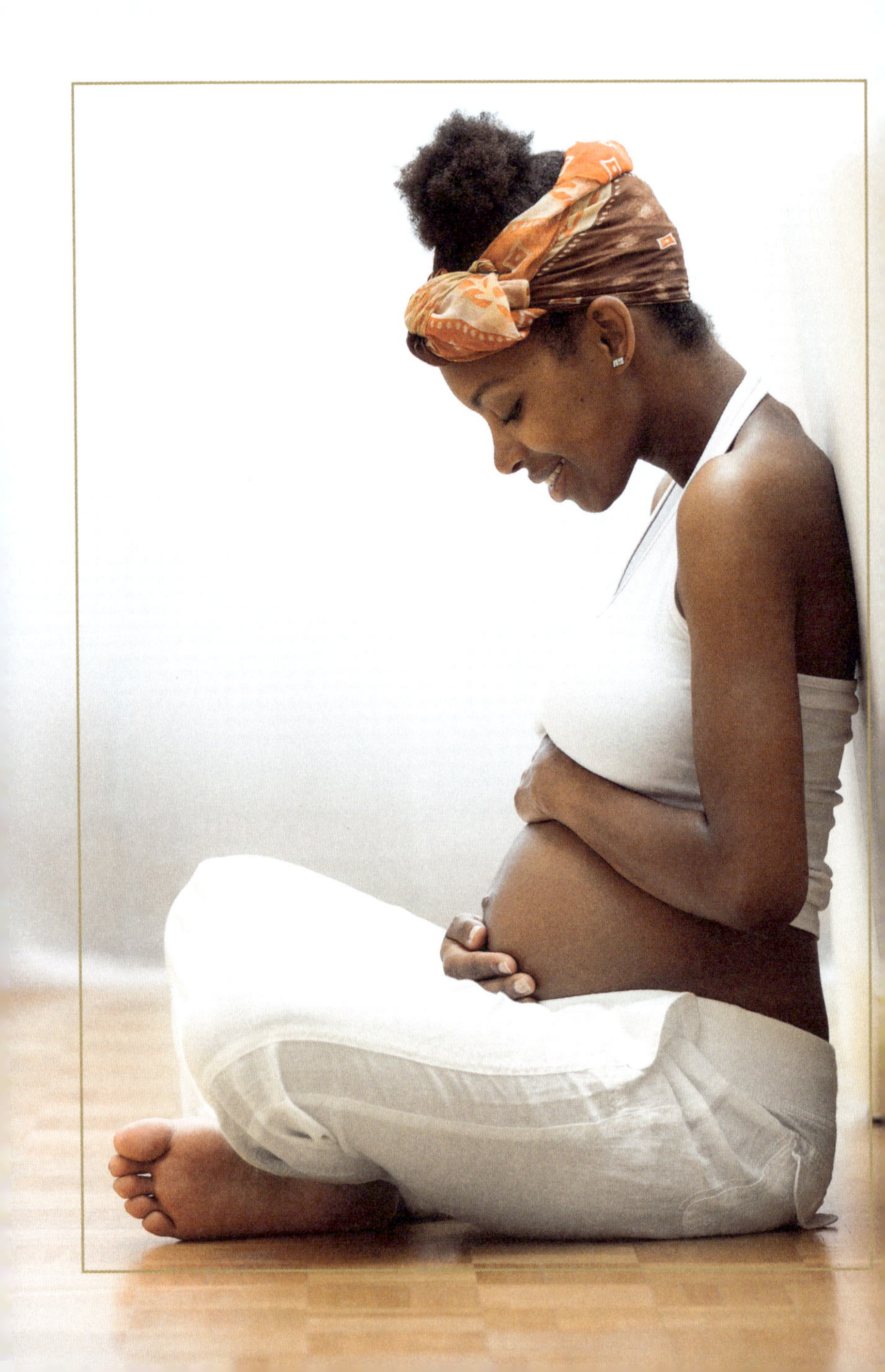

Vorwort

“

Wohin du auch gehst,
geh mit deinem ganzen Herzen.

Konfuzius

Mutterwerden – für die meisten Menschen ist es das größte Wunder der Natur und unbeschreiblich magisch, wenn im Bauch einer Frau ein neues Leben heranwächst. Zugleich ist es die natürlichste Sache der Welt. Jedes Jahr erblicken rund 132.675.000 Babys das Licht der Welt! Nicht alle haben einen leichten Start ins Leben, nicht immer verlaufen Schwangerschaften und Geburten komplikationslos. Und doch werden weltweit Millionen Kinder im Sekundentakt geboren – oft ohne medizinische Betreuung oder Geburtsvorbereitung.

Was leitet uns Frauen durch die Schwangerschaft, die Geburt und das Muttersein? Ist es die weibliche Intuition, die uns zur rechten Zeit die rechten Dinge tun lässt, damit unser Kind gesund und munter, geliebt und behütet die vielen Entwicklungsphasen durchlaufen kann? Und warum wissen wir dann trotzdem manchmal nicht, wieso das Neugeborene nicht aufhört zu schreien oder die Dreijährige voller Wut ihr Spielzeug zertrümmert? Wieso zweifeln wir Frauen gleich an unserer „Muttertauglichkeit“, wenn wir die Nerven verlieren, weil unser Kind zum 134. Mal das Süßigkeitenregal im Supermarkt plündert und im Winter wieder nur mit den Lieblingssandalen ohne Socken in den Kindergarten möchte?

Nie zuvor in der Geschichte der Menschheit hatten wir so viele jederzeit verfügbare Informationen rund um die Themen Schwangerschaft, Geburt und Kinder(nicht)erziehung:

grammgenau ausgearbeitete Babybreirezepte, detaillierte Anweisungen für die richtige Schlafposition Neugeborener, hochkomplexe Forschungsergebnisse zur kindlichen Gehirnentwicklung und so vieles mehr. Allerdings ist wissenschaftlich belegt, dass wir bei einem Übermaß an Auswahlmöglichkeiten mit unseren Entscheidungen seltener nachhaltig zufrieden sind. Zu groß sind unsere Bedenken, nicht die bestmögliche Wahl getroffen oder die optimale Möglichkeit übersehen zu haben. Selbstzweifel sind nahezu vorprogrammiert: *Was ist, wenn die anderen (werdenden) Mütter weiser entschieden haben? Was ist, wenn meine Wahl mein Kind nicht optimal fördert und es dadurch benachteiligt wird?*

Ganz gleich, ob wir selbst genähte Baumwollwindeln oder den Windel-Marktführer wählen, ob wir die B(r)eikost nach fünf, sechs oder sieben Monaten einführen oder diese Phase überspringen: Unsere Entscheidungen werden sich niemals mit allen „offiziellen Empfehlungen" decken. Wie auch, wenn sich selbst die Experten uneinig sind? Zudem sind wir einer Informationsflut von meinungsstarken Müttern ausgesetzt – in den sozialen Netzwerken ebenso wie im Bekannten-, Freundes- und Familienkreis. Das mag hin und wieder durchaus hilfreich sein, birgt aber auch Risiken in sich. Denn subjektive Erfahrungen bekommen so eine Bühne der Allgemeingültigkeit. Sie können uns ängstigen und ordentlich Druck aufbauen: *Wer ist die beste Supermom? Wer schafft es, mit links, Mutter und Karrierefrau gleichzeitig zu sein? Sind alle anderen Frauen da draußen echte „Muttertiere", nur ich nicht?*

Mit Kind scheint das gesamte Leben kopfzustehen und vom neuen Familienmitglied mitbestimmt zu werden. Und nicht nur das, scheinbar haben auch alle anderen eine Meinung zu dem, wie „frau" sich als Mutter zu verhalten hat.

LEISE STIMME, LAUTE WELT

Die Welt ist lauter geworden. Sie beschallt uns heutzutage mit so vielen fremden Meinungen, dass wir unsere innere Stimme kaum noch hören und uns selbst und unsere eigenen Bedürfnisse immer wieder übergehen. Bestimmt hast auch du schon Entscheidungen dahingehend getroffen, was andere für das Beste hielten, und erst rückblickend bemerkt, dass du eigentlich etwas anderes wolltest. Dieses Buch über das Muttersein ist deshalb kein Ratgeber, wie du dich während der Schwangerschaft oder als Mutter optimal verhalten solltest. Es gibt dir keine vorgefertigten, schnellen Antworten darauf, was du wann, wie, wo und warum tun sollst, um eine „gute" Mutter zu sein. Ich möchte dir mit diesem Buch vielmehr eine Orientierung geben, damit du dich im Wissensdschungel – in dem es viel Wertvolles zu entdecken gibt – zurechtfinden und mit innerer Klarheit daraus auswählen kannst. Ich möchte dir aufzeigen, wie du spüren kannst, welche Empfehlungen sich auf intuitive Weise für dich stimmig anfühlen und welche Tipps du „beherzigen" möchtest oder eben nicht.

Wir alle haben sie – diese innere Stimme, die uns zart und gleichzeitig selbstbewusst zuflüstert, was zu tun ist.

Lass dich ermutigen, wieder mehr auf dein Bauchgefühl zu hören, kraftvolle Entscheidungen aus dir selbst heraus zu treffen und Vertrauen in diese innere Weisheit – ja, in dich selbst – aufzubauen. Du findest in den folgenden Kapiteln heraus, woher deine „mütterliche Intuition" kommt, wie du sie deutlicher wahrnehmen und mit oder ohne Kind trainieren kannst. Beginne mit kleinen Schritten und folge deinem Herzen.

Wenn du gerade mit deinem ersten Kind schwanger bist, hast du vermutlich mehr Ruhe für dieses Buch, als wenn dein Kind bereits auf der Welt ist oder eine ganze Rasselbande deinen Alltag aufmischt. So oder so: Du musst dieses Buch nicht in kürzester Zeit durchlesen. Es darf ruhig zu deinem neuen treuen Begleiter werden, der dich über Monate oder gar Jahre hinweg immer wieder inspiriert. Ein Begleiter, der dich ermutigt, auf dich achtzugeben und in Verbindung mit dir selbst, deinem Kind und der Welt zu gehen. Du kommst Schritt für Schritt zu deiner wahren Natur zurück. Denn die Fähigkeit, intuitiv zu handeln, wurde dir bereits in die Wiege gelegt.

LEBENSPERLEN

Ich habe hier und da im Buch kleine Alltagsgeschichten als „Lebensperlen" eingestreut, um dir einen Einblick in mein persönliches Muttersein zu geben. Denn für mich ist das Leben wie eine Perlenkette: Es besteht aus vielen aneinandergereihten kostbaren Perlen – aus Augenblicken, die mein Herz berühren, mir wertvolle Erkenntnisse schenken oder meinem Leben etwas mehr Sinn verleihen. An manchen Tagen darf ich zahlreiche Perlen auf meine Lebenskette auffädeln, an anderen Tagen sind es nur einige wenige.

Doch nicht allein die Anzahl meiner gesammelten Perlen bestimmt über mein Lebensglück. Mein innerer Schatz mehrt sich auch durch Momente der Selbstfürsorge. Denn wenn ich mich „mütterlich" um mich selbst kümmere, gibt mir das die Kraft, mich ebenso fürsorglich um meine Familie, Freunde oder sogar völlig fremde Menschen zu kümmern. All das bestärkt mich darin, mein Leben tatkräftig zu gestalten, wo es möglich ist, und das loszulassen, was nicht in meiner Macht steht.

Auch zwei meiner engsten Vertrauten teilen in diesem Buch zwei kostbare Aha-Momente ihrer Mutterschaft, die mich in meinem Muttersein inspiriert haben. Ich lebe, liebe und lerne jeden Tag ein bisschen mehr – vor allem dank der größten Lehrmeisterin in meinem Leben, meiner Tochter Mila. In tiefer Dankbarkeit für dieses Glück wünsche ich allen Leserinnen und ihren Kindern von Herzen nur das Beste! Auf dass die Intuition wieder zum natürlichen Bestandteil unseres Alltags wird, zu einem inneren Kompass, der uns selbstsicher durch das Abenteuer Mutterschaft navigiert.

Alles Liebe,
deine Karima – die Lebensfreude-Stifterin

STARTHILFE: WICHTIGE INHALTE IM BLICK

Du fragst dich, was mit Intuition genau gemeint ist: In Kapitel 2 erwartet dich grundlegendes Wissen zum Thema Intuition. Denn wenn du weißt, wie Intuition sich ausdrückt, bist du wachsam für ihre Botschaften.

Du hast gerade keinen Kopf für Neues: Wenn dein Verstand bereits „wegen Überfüllung geschlossen" ist, helfen dir die Übungen in Kapitel 3 ab Seite 77, innerlich zur Ruhe zu kommen, Sorgen zu bändigen und Stress abzubauen.

Du hast generell wenig Zeit: Beginne mit ersten kleinen Schritten wie der Herzkohärenz-Übung auf Seite 53 oder blättere direkt zur zweiten Hälfte dieses Buches. In Kapitel 4 findest du zahlreiche Möglichkeiten, dein intuitives Muttersein zu erproben und zu stärken.

Du willst die Verbindung zu deinem Kind stärken: Starte mit einer der Übungen und Rituale ab Seite 97.

Du möchtest erst einmal wieder bei dir selbst ankommen: Beginne mit fünfminütigen Atemmeditationen (Seite 116) oder Achtsamkeitsübungen (ab Seite 135).

Deine Gefühlswelt nimmt dich stark ein: Sorge für innere Klarheit, surfe auf deinen emotionalen Wellen und gib deinen Gefühlen Raum (Seite 128).

Du möchtest konkrete Erfahrungen machen: Wenn dir die Grundlagen bereits vertraut sind und du erste Erfahrungen mit dem Intuitionsprozess und spontanen intuitiven Botschaften gemacht hast, kannst du deine Intuition gezielt in herausfordernden Alltagssituationen befragen. In Kapitel 5 kannst du deinen Prozess schriftlich festhalten (Seite 149).

Du wünschst dir alle Übungen und Rituale auf einen Blick: Ab Seite 154 findest du alle Praxis-Tools in einer praktischen Übersicht, um ohne langes Suchen direkt in die Umsetzung zu kommen – auch wenn du gerade wenig Zeit und Muße hast.

Du suchst einen allgemeinen Überblick: Die „11 Goldstücke des intuitiven Mutterseins" fassen ab Seite 158 die Essenz dieses Buches zusammen. Du kannst sie dir neben anderen Audiobeiträgen und Videos unter **www.intuitivesmuttersein.de/bonus** im PDF-Format herunterladen und ausdrucken. Den QR-Code findest du am Ende des Buches.

Du brauchst schnelle Hilfe: Auf Seite 165 findest du die Telefonnummer des Sorgentelefons.

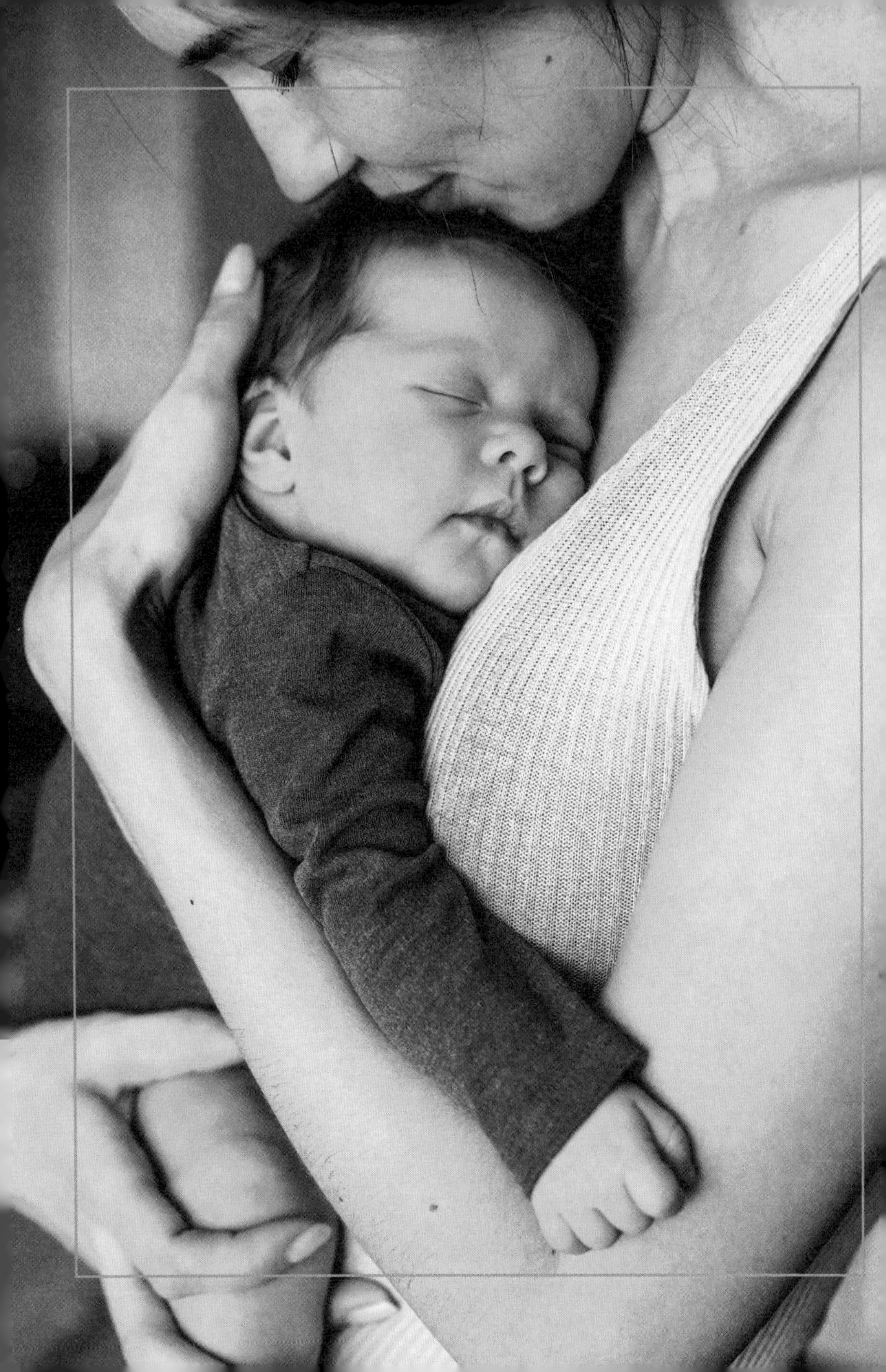

1.
Wer ist eine „gute“ Mutter?

> *Dein Kind will träumen und auch staunen*
> *über die Wunder dieser Welt.*
> *Teilst du sein Träumen und sein Staunen,*
> *erhellst du seine Welt!*
>
> Karima

Wer ist eine „gute" Mutter? Eine Frau, die eigene Bedürfnisse hintanstellt und sich hingebungsvoll Haushalt und Kindern widmet? Oder eher eine emanzipierte Powerfrau, die auch mit vier Kindern noch Karriere macht und täglich Sport treibt? Die folgenden Fragen und deine Antworten bringen dich dem näher, was es für *dich* bedeutet, eine „gute" Mutter zu sein:

- Welche Eigenschaften hat eine „gute" Mutter für dich?
- Welche Werte sind dir wichtig? Möchtest du dein Kind mit diesen Leitwerten inspirieren?
- Welche Verbindung möchtest du zwischen dir und deinem Kind spüren?
- Wie soll sich dein Kind mit dir als Mutter fühlen?
- Wann hast du dich selbst in deiner Kindheit sicher, gesehen, zufrieden und selbstbestimmt gefühlt?
- Kennst du eine „gute" Mutter in deinem nahen Umfeld? Wenn ja, wen? Was macht sie zur „guten" Mutter?
- Und zu guter Letzt: Wie würde deine Mutter, deine Schwiegermutter oder deine Großmutter, eine indigene Frau im brasilianischen Dschungel, eine Bettlerin im Slum von Mumbai oder eine Pharaonin des alten Ägyptens diese Frage wohl beantworten?

Ich könnte unendlich viele Frauen befragen, Flug- und Zeitreisen unternehmen und würde mit Sicherheit auf jede dieser Fragen unendlich viele verschiedene Antworten erhalten. Und das ist auch gut so! Denn wer eine „gute“ Mutter ist, kann niemals ein anderer Mensch für dich beantworten – auch die Gesellschaft, die Medien oder ein Erziehungsratgeber nicht. Die Antwort auf diese Frage liegt nur in dir selbst.

Mit hoher Wahrscheinlichkeit musst du erst in der Tiefe danach graben und die vielen Schichten abtragen, die sich darübergelegt haben und dir heute den Zugang zu deinem inneren Wissen erschweren: Traditionen, Moralvorstellungen, kulturelle Einflüsse, eigene Kindheitserfahrungen, Expertenmeinungen, Vorbilder und vieles mehr. All das hat in dir ein Bild geformt von dem, wie eine Mutter zu sein hat. Du hast bewusst oder unbewusst eine (Ideal-)Vorstellung von dir als Mutter im Kopf und genauso von deinem Kind. Solche Vorstellungen decken sich jedoch selten mit der Realität. Enttäuschungen sind vorprogrammiert, wenn du dich an hohen oder falschen Idealen orientierst. Zum Beispiel durch die geschönten Fotos durchtrainierter, stets gelassener Mütter, die mit ihrem bezaubernden Nachwuchs und ihrem Traummann als digitale Nomadinnen durchs Land ziehen, sich selbst verwirklichen und dabei allzeit bereit sind, freudestrahlend in die Kamera zu lächeln, ihr Glück zu teilen und … unrealistische Erwartungshaltungen vom Muttersein zu schüren. Selten erzählen Fotos von den Wäschebergen, dem nächtlichen Windelwechseln, dem mühsamen Ausfüllen von Elterngeldanträgen, von Schreikindern, Erschöpfung, Kinderkrankheiten oder der Zerrissenheit zwischen Beruf und Familie.

Das Muttersein kann beglücken und uns mit einzigartigen Erfahrungen beschenken, doch uns manchmal eben auch ein einzigartiges Chaos bescheren – in uns und um uns herum.

Sei deshalb ehrlich mit dir, wie deine Erwartungen an das Muttersein aussehen. Muss eine „gute" Mutter stets gelassen, selbstlos oder überschwänglich glücklich sein?

Eins ist sicher: Muttersein ist die herausforderndste, verantwortungsvollste Aufgabe der Welt.

Was auch immer du bisher geglaubt hast, halte nicht daran fest, sondern begib dich voller Neugier auf Entdeckungsreise. Entdecke das Muttersein, entdecke dein Kind und entdecke dabei vor allem dich selbst. Wenn Offenheit deine Wegbegleiterin ist, kannst du Schritt für Schritt herausfinden, was es für dich heißt, eine „gute" oder überhaupt Mutter zu sein. Damit das gelingt, ist es wichtig, dir deine Glaubenssätze über das Mutterwerden und Muttersein bewusst zu machen.

1.1. WARUM WIRST ODER BIST DU MAMA?

Was erwartest du von dieser neuen Lebensphase? Ist das Muttersein für dich der Sinn des Lebens? Oder sehnst du dich nach einer neuen „Aufgabe", die dich mehr erfüllt als dein Beruf? Kinder sind natürlich nicht dafür verantwortlich, ihre Mütter glücklich oder „vollständig" zu machen. Kinder wollen sich selbst entdecken, jeden einzelnen Moment in sich aufsaugen und ganz mit dem Hier und Jetzt verschmelzen.

Und das tun sie zumindest so lange, bis sie durch elterliche Glaubenssätze aus dieser unbeschwerten Verspieltheit herausgerissen werden. Sicher kennst du selbst Sätze wie: Das Leben ist kein Ponyhof oder Erfolg setzt einen anständigen Job voraus. Vielleicht bedeutet ja, eine „gute" Mutter zu sein, deinem Kind dabei zu helfen, sich vor solch limitierenden Glaubenssätzen zu schützen, sich frei zu entfalten und (nicht anders als du selbst) auf seine innere Stimme zu hören. Du machst deinem Kind ein großes Geschenk, wenn du seine Lebenslinie nicht schon in deinem Kopf vorzeichnest, sondern es seinen Lebensweg selbst entdecken lässt – mit all den Höhen und Tiefen, mit all den schönen Ausblicken und Irrwegen.

Du kannst dein Kind nicht davor schützen, Fehler zu machen oder verletzt zu werden, manchmal sogar von dir selbst.

LEBENSPERLE

UM HILFE BITTEN ZEUGT VON STÄRKE

Roswitha von Zitzewitz

Die erste Lebensperle in diesem Buch kommt von meiner Mutter. Sie ist für mich die stärkste und beste Mutter, die es gibt. Doch auch „Löwenmütter“ kommen an ihre Grenzen:

Ich bin dreißig Jahre alt, als ich mein drittes Kind bekomme. Alle drei sind Wunschkinder und für mich ein Geschenk des Himmels. Wie meine ersten beiden Kinder, Nadja und Karima, möchte ich auch meinen Sohn Amir wieder stillen und diese kostbare Zweisamkeit genießen – das hat die letzten beiden Male schließlich wunderbar funktioniert. Doch Wunsch und Wirklichkeit liegen manchmal weit auseinander: Allabendlich veranstalten meine beiden Großen, vermutlich aufgrund von Eifersucht, ein nervenaufreibendes Schreikonzert. Ich lasse mir alle möglichen Ablenkungsmanöver einfallen, setze sie zum Beispiel in die Badewanne und versuche, nebenbei zu stillen. Doch egal, was ich tue, nichts funktioniert. Am Ende weinen alle, einschließlich mir selbst. Bereits wenige Wochen nach der dritten Geburt bin ich völlig überfordert. Mein Ehemann ist beruflich im Stress und meine Eltern sind zu weit weg, um von ihnen Unterstützung zu erhoffen – ich fühle mich allein.

Intuitiv spüre ich, dass die Kinder meine ungeteilte Aufmerksamkeit vermissen. Doch was kann ich tun, wenn ich nun mal drei Kinder zu versorgen habe? Aus meiner Not heraus überwinde ich mich und bitte ein Nachbarsmädchen um Hilfe. Voller Stolz auf das entgegengebrachte Vertrauen spielt sie ab diesem Zeitpunkt hin und wieder untertags, am Wochenende oder vorm Zubettgehen mit den Kindern. Das ist für alle ein Segen: Die junge Dame freut sich über eine Aufbesserung ihres Taschengeldes und kann ausprobieren, ob die Arbeit mit Kleinkindern ein Beruf werden könnte. Meine Töchter sind begeistert von den neuen Spielideen und der Zuwendung beim abendlichen Gute-Nacht-Ritual.

Erst rückblickend habe ich begriffen, wie wichtig es war, mir einzugestehen, dass ich es nicht allein schaffe und dies auch nicht muss. Ich darf mir Hilfe holen, auch wenn ich meine letzten Ersparnisse dafür aufwenden muss. Das Glück meiner Kinder war es wert, denn ich schenkte ihnen damit auch wieder eine entspanntere Mutter. Und jede Mutter ist auch nach der Geburt wie mit einer unsichtbaren Nabelschnur mit ihren Kindern verbunden. Ist sie glücklich, spüren das auch ihre Kinder und umgekehrt.

“

Muttersein ist eine

Liebesgeschichte,

die niemals endet …

UNBEKANNT

Auch du bist menschlich und damit wunderbar unperfekt, hast immer wieder Schmerzvolles erlebt und bist stärker oder zumindest erkenntnisreicher daraus hervorgegangen. Du kannst als Vorbild vorangehen und dein Kind immer wieder ermutigen, seinem Herzen zu folgen. Du kannst den Schatz deiner inneren Weisheit heben, um befreit von fremden Erwartungshaltungen die Mutter zu sein, die ihr Kind intuitiv und liebevoll begleitet – hin zu sich selbst.

NEUE ZEITEN, NEUE MÜTTER

Unsere Großeltern waren durch ihre Lebensumstände in ihren Handlungsspielräumen oft eingeschränkt. Sie hatten nicht den Anspruch, alles „perfekt" zu machen, und sie hatten deutlich weniger Vergleichsmöglichkeiten – vielleicht mit der Nachbarin oder der Cousine, aber nicht mit „@perfectmom1000" auf Instagram und Millionen anderen Müttern, die ihr Familienleben in den sozialen Netzwerken teilen.

Für unsere Vorfahren ging es oft nur darum, möglichst gesunde, kräftige Kinder heranzuziehen und sie mit adäquaten beruflichen oder häuslichen Fertigkeiten auf ihre Zukunft vorzubereiten. Alle Familienmitglieder mussten mit anpacken, auch bei der Betreuung der Kleinsten. Mit dem Begriff Persönlichkeitsentwicklung konnte niemand etwas anfangen und es gab keinen Raum für ein Nachdenken über die großen Fragen des Lebens, wie etwa:

Wer bin ich? Was macht mich aus?
Was ist mir wichtig? Wie gestalte ich mein Leben
im Einklang mit meinen Werten?

Wenn überhaupt, haben sich die Frauen damals erst mit solchen Fragen beschäftigt, nachdem die Kinder aus dem Haus waren und sich in ihrem kinderfreien Alltag plötzlich eine gewisse Leere oder Sinnlosigkeit auftat.

Ist es so gesehen nicht ein Privileg, wenn wir uns schon als werdende oder frischgebackene Mütter mit solchen Fragen beschäftigen können und unseren Kindern vorleben, ihr Leben nach eigenen Wertvorstellungen und Bedürfnissen proaktiv zu gestalten? Welch großes Geschenk, der eigenen inneren Stimme Ausdruck verleihen zu dürfen und das Muttersein in Begleitung der Intuition wieder selbst in die Hand zu nehmen, anstatt sich in dieses oder jenes Erziehungskonzept pressen zu lassen. Selbstverständlich beinhalten Konzepte wie „bindungsorientierte Erziehung" oder „Erziehen ohne Schimpfen" hilfreiche Tipps und können inspirieren und Sicherheit geben, wenn du erschöpft bist oder dich orientierungslos fühlst. Dennoch solltest du dir die Freiheit nehmen, vorgefertigte Ratschläge mit deiner eigenen Intuition zu hinterfragen. Trau dich, von Standards abzuweichen, und sei milde mit dir, wenn du es eben doch mal vergeigst und nicht in jedem Moment eine gelassene, aufmerksame Mutter bist.

1.2. MUTTERSEIN ALS BALANCEAKT

Dein Leben und deine Gedanken- und Gefühlswelt sind unheimlich komplex. Da ist noch so viel mehr, was dich neben deiner Mutterrolle ausmacht, beschäftigt und einnimmt. Du kannst nicht von dir erwarten, von heute auf morgen die Souveränität in Person zu sein. Keiner Mutter wird es gelingen, immer bei sich zu sein, ihre Vorsätze jeden Tag aufs Neue einzuhalten und dem eigenen Kind nicht auch mal durch ein hartes Wort ordentlich vor den Kopf zu stoßen. Du kannst jedoch jeden Tag etwas verändern, neu etablieren oder üben und dadurch deinen Kurs wieder anpassen – in eine Richtung, mit der du dich wohler fühlst.

Jede Mutter wächst Tag für Tag mehr in ihre neue Rolle hinein, auch du. Sogenannte Mutterinstinkte sind dir zwar angeboren und lassen dich zum Beispiel auf das Kindchenschema – kleine Nase, große Augen und großer Kopf im Vergleich zum restlichen Körper – mit Fürsorge reagieren, nicht nur beim eigenen Kind. Aber Muttersein ist schon längst keine reine „Überlebensabsicherung" mehr. Mütter sind innige Begleiterinnen bis ins unabhängige Erwachsenenalter. Und immer, wenn du denkst, jetzt hast du den Dreh raus, ist dein Kind schon wieder in einer neuen „Phase". Das Experimentieren beginnt stets von Neuem. Kinder verändern sich, ihre Bedürfnisse ebenso.

Es wird also immer wieder ein Balanceakt sein, die Bedürfnisse deines Kindes, deine eigenen sowie die anderer Beteiligter unter einen Hut zu bekommen. Nicht selten ist es schlichtweg unmöglich, allem gleichermaßen gerecht zu werden – insbesondere bei weiterem Familienzuwachs. Allein die Erwartungshaltung erzeugt unnötigen Druck. Manchmal lässt sich ein Ungleichgewicht zu einem späteren Zeitpunkt wieder ausgleichen – und manchmal eben nicht.

Du wirst nie die „perfekte Mutter" sein und doch bist du für dein Kind sehr lange seine Nummer eins.

Es gibt viele Möglichkeiten, dass sich dein Kind verstanden, gesehen und gleichwertig fühlt. Du bist eine gute Mutter, auch dann, wenn dir Zeitmangel, schwache Nerven oder andere Herausforderungen einen Strich durch die Rechnung machen. Noch mal: Verabschiede dich von dem illusorischen Bild, wie eine gute Mutter angeblich zu sein hat, und fokussiere dich stattdessen auf die Botschaft deines Herzens.

WIE SOLL SICH DEIN KIND MIT DIR ALS MUTTER FÜHLEN?

Du hast bereits viel gewonnen, wenn du dir immer wieder bewusst machst, wie sich dein Kind mit dir als Mutter fühlen soll. Nimm dir ein paar Minuten für die gleich folgende Selbstreflexionsfrage und erinnere dich dann jeden Tag daran – vor allem in herausfordernden Momenten, in denen es manchmal so zu sein scheint, als wäre dein Kind gerade das „Problem".

Wenn du dann einen kleinen Perspektivwechsel wagst und dich in dein Kind einfühlst, wirst du feststellen, dass dein Kind nie das Problem *ist*, sondern meist selbst ein Problem *hat*. Es kommt mit irgendetwas nicht zurecht, und dies ist „anstrengend" für dich wie für dein Kind. Beispiele hierfür wären eine Emotion, die sich beängstigend anfühlt, ein starkes Bedürfnis nach mehr Spiel- oder Medienzeit, dem es nicht nachgehen darf, ein Geschwisterchen, das ihm die Aufmerksamkeit stiehlt, oder ein Trennungsschmerz, wenn Mama arbeiten geht oder beim Schlafengehen das Zimmer verlässt.

SELBSTREFLEXION

Stell dir vor, in etwa zwanzig Jahren erzählt dir dein erwachsenes Kind, wie es sich in seiner Kindheit überwiegend gefühlt hat. Welche Antwort würdest du dir wünschen? Wie soll sich dein Kind also möglichst schon jetzt mit dir als Mutter fühlen? Kreuze bitte an und ergänze bei Bedarf:

☐ geliebt	☐ selbstbestimmt	☐ zufrieden
☐ gleichwertig	☐ selbstbewusst	☐ verstanden
☐ gesehen	☐ unbeschwert	☐ anerkannt
☐ gelassen	☐ gesund	☐ ermutigt
☐ glücklich	☐ ____________	☐ ____________
☐ ____________	☐ ____________	☐ ____________

WIE LAUTEN DEINE GUTEN WÜNSCHE FÜR DEIN KIND?

Es ist ratsam, dir deine eigenen Antworten immer wieder in Erinnerung zu rufen, damit du im turbulenten Alltag mit Kind aktiv dafür einstehen und deine intuitive Art des Muttерseins selbstsicher leben kannst. Denn du wirst immer wieder in Situationen kommen, in denen dich Freunde, Verwandte oder sogar Fremde ungefragt darauf aufmerksam machen, dass sie auf das Verhalten deines Kindes anders reagieren würden. Vielleicht mit mehr Strenge, damit dein Kind nicht „verweichlicht" oder „verwöhnt" wird, wohingegen du in dieser Situation intuitiv spürst, dass dein Kind genau jetzt deine Nähe und dein Verständnis braucht: einen Platz auf deinem Schoß, eine sanfte Stimme, einen empathischen Blick, ein offenes Ohr …

Viel zu oft lassen wir uns von dem,
was andere für richtig halten,
so stark beeinflussen, dass wir nicht
unserem Herzen, sondern den
Erwartungen unseres Umfeldes folgen.

Bleibe dir und deinen Werten deshalb so gut es geht treu und stehe für einen intuitiven, liebevollen, mitfühlenden Umgang mit deinem Kind ein.

LEBENSPERLE

WORTMAGIE

Wie soll sich mein Kind fühlen, wenn es mit mir als Mutter aufwächst? Als ich im Jahr 2016 schwanger wurde, habe auch ich mir genau diese Frage gestellt. Einige meiner Antworten fasste ich schließlich in einem kurzen Satz zusammen. Seit diesem Tag sage ich diesen Satz täglich zu meiner Tochter, während ich von Herz zu Herz eine Verbindung mit ihr aufbaue. Während der Schwangerschaft setzte ich mich hierfür nach meiner täglichen Mini-Partie Yoga auf meine Knie. Ich legte meine Hände auf den immer größer werdenden Bauch und nahm mir einen Moment Zeit, um meine Tochter in mir wahrzunehmen. Dann sprach ich laut meinen täglichen „Zauberspruch“ für sie:

Mögest du stets gesund und glücklich,
gütig und gelassen, gesegnet und
geliebt sein, mein Engel!

Wann immer ich meine Tochter ins Bett bringe, ist dieser Spruch auch heute noch Teil unseres Gute-Nacht-Rituals. Als sie noch sehr klein war, legte ich währenddessen eine Hand auf ihren Kopf – als obere Verlängerung ihrer Wirbelsäule – und die andere Hand auf den Windelbereich – als untere Verlängerung ihrer Wirbelsäule. Auf diese Weise hatte ich das Gefühl, sie vollumfänglich mit meinem mütterlichen Segen zu erreichen und sie dabei gleichzeitig mit meinen Händen zu schützen, zu lieben und für das Leben zu stärken.

Heute ist sie ein paar Jahre älter und ich lege meine Hand auf ihr Herz, während sie ihre kleine Hand auf meines legt. Auch sie sagt mittlerweile unseren geheimen Zauberspruch auf – mal nach, mal gleichzeitig mit mir. Und wehe, ich mache mal etwas anders als sonst, dann werde ich sofort korrigiert und muss es noch einmal „richtig" machen. Denn meine Tochter ist – so wie jedes andere Kind – die kraftvollste „Wortmagierin" der Welt.

1.3. EIN MAGISCHES BAND

Als Mutter weißt du in der Regel am besten, was das „Richtige" für dein Kind ist, weil du auf verschiedenen Ebenen mit deinem Kind verbunden bist – selbst wenn es gerade kilometerweit von dir entfernt sein sollte. Viele Mütter haben die Erfahrung gemacht, dass sie trotz Distanz intuitiv spüren, wenn es ihrem Kind nicht gut geht. Wie ist das möglich? Neben diversen holistischen Erklärungsansätzen und der Quantenphysik ist auch die Medizin diesem Phänomen nachgegangen. Wissenschaftler vermuten, dass der sogenannte Mikrochimärismus ein Grund für das starke Band zwischen Mutter und Kind ist. Der Begriff Mikrochimärismus leitet sich von „Chimäre" ab – einem Fabelwesen aus der griechischen Mythologie mit Löwenkopf, Ziegenkörper und Schlangenschwanz. Er beschreibt, dass jeder Mensch – ob Mann oder Frau – ein Mischwesen aus sich selbst und seiner biologischen Mutter ist. Während der Schwangerschaft dringen nämlich diverse Zellen des Kindes unter anderem über die Plazenta in den

Körper der Mutter ein und verbleiben dort über mehrere Jahrzehnte, vielleicht ein Leben lang. Wird eine Frau schwanger, trägt sie demnach von diesem Zeitpunkt an – auch wenn sie das Kind nicht bekommt – Zellen von drei unterschiedlichen Menschen in sich: ihre eigenen, die Zellen ihrer biologischen Mutter sowie die Zellen ihres Embryos/Kindes. Mit jeder weiteren Schwangerschaft wird dieser Zell-Mix bunter. Studien belegen, dass dabei die Stammzellen des Kindes eine Rolle spielen. Sie reparieren beispielsweise schon im Mutterleib kleine Zellblessuren der Mutter und sorgen dadurch womöglich für eine sicherere Schwangerschaft. Dies zeigt auf eindrückliche Art und Weise, dass die enge Verbindung zwischen Mutter und Kind sogar nach Durchtrennen der Nabelschnur auf physischer Ebene fortbesteht.

Ob leibliches Kind oder nicht, das Band zwischen Müttern und ihren Kindern ist unglaublich stark. Wir wachsen an- und miteinander und meistern dieses Leben eine Zeit lang als engste Gefährten oder Gefährtinnen Hand in Hand. Stück für Stück lösen sich unsere Kinder von unserer stützenden Hand: beim Laufenlernen, am ersten Krippen- oder Kindergartentag, beim Auszug aus dem Elternhaus. Von Herz zu Herz werden wir jedoch auf immer miteinander verbunden bleiben.

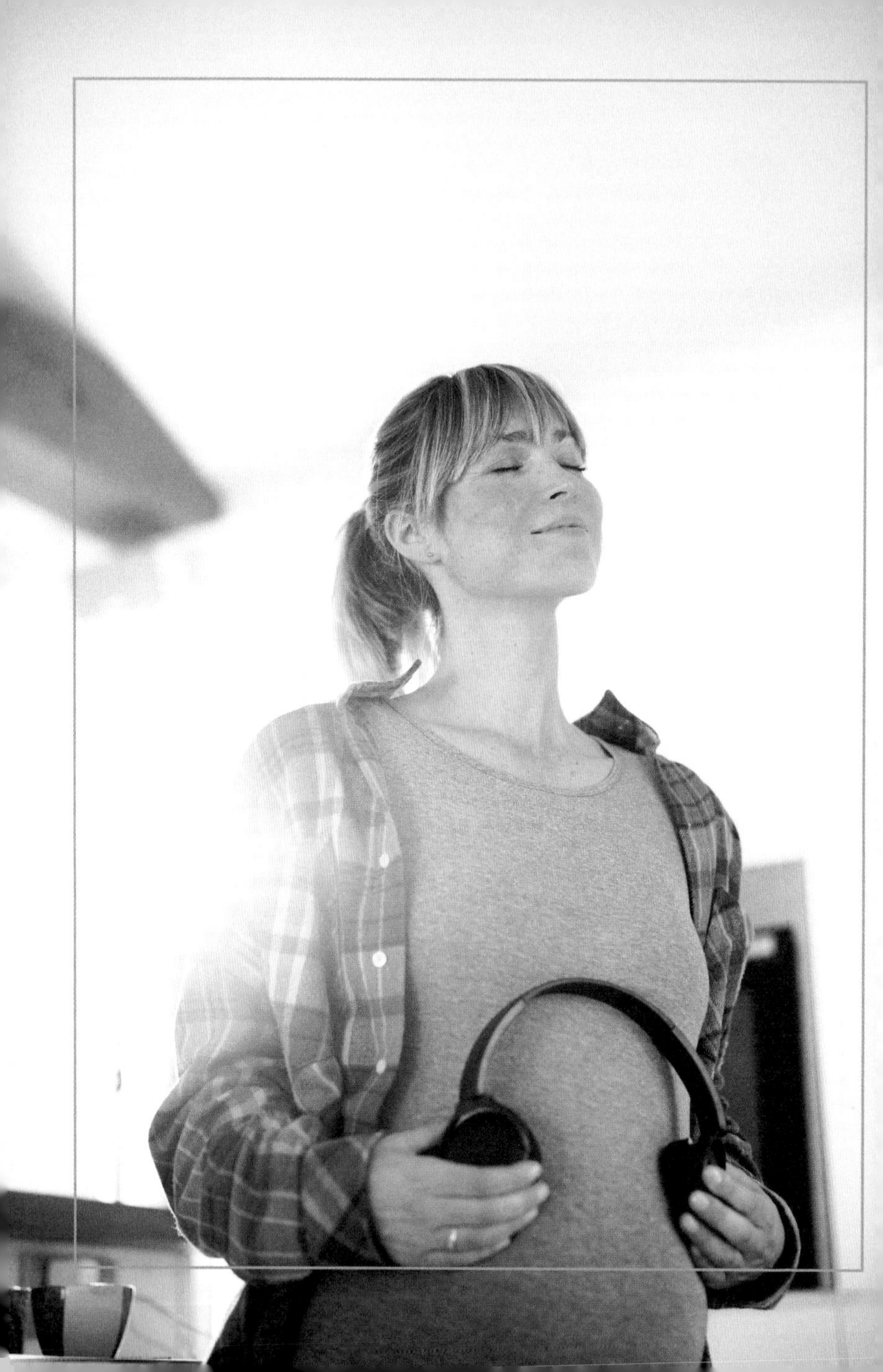

2.
Die Kraft der Intuition

“

Intuition –
du gibst ihr Raum und verleihst ihr Ausdruck.
Intuition offenbart die Wirklichkeit durch dich.

Karima

Beim intuitiven Muttersein geht es nicht um ein spezifisches Konzept, sondern um deine persönliche Intuition, die aus zahlreichen Quellen gespeist wird, über verschiedene Empfangskanäle ihren Weg zu dir findet und durch dein Handeln Gestalt annimmt. Dich mit diesem Prozess vertraut zu machen, ist die Mission dieses Buches. Denn eine gestärkte Intuition macht dich in deinem Muttersein und zugleich in allen anderen Lebensbereichen unabhängiger und selbstsicherer. Intuition schenkt dir Klarheit, ohne autoritär zu sein, und kann dein gesamtes Leben verändern, wenn du dazu bereit bist, sie bewusst in dein Leben einzuladen.

2.1. WAS IST INTUITION?

Der Begriff Intuition ist dir sicherlich bekannt – doch was bedeutet er für dich? Ob spirituelle Lehren oder wissenschaftliche Studien, niemand hat es bis dato geschafft, die Intuition allumfassend zu begreifen, sie mit Worten des Verstandes gänzlich einzufangen und durch genaue Definitionen zu begrenzen. Vermutlich ist die Intuition selbst das einzig passende Werkzeug, um herauszufinden, was sie für dich persönlich bedeutet. Mit den folgenden Thesen möchte ich dir dennoch dabei helfen, Intuition für dich greifbarer zu machen. Spüre, was davon mit dir in Resonanz geht. Was fühlt sich für dich persönlich stimmig an?

Intuition ist …

… eine zielgerichtete, plötzliche Klarheit oder Ahnung, ohne zu wissen, woher dieser Impuls kommt.

… ein Bauchgefühl für das richtige Handeln im richtigen Moment.

… ein Zustand der Empfangsbereitschaft und Offenheit für Blitzgedanken, unvorhersehbare Einfälle oder Eingebungen in Bezug auf ein Thema, dem wir uns aktuell bewusst oder unbewusst widmen.

… eine innere Stimme, die liebevoll zu uns spricht und weiß, was gut für uns ist – besser als unser Verstand.

… ein ganzheitliches, inneres Wahrnehmen.

… unser sechster Sinn, das heißt eine Art „Hellfühligkeit" für Informationen, die über die klassischen Sinneswahrnehmungen hinausgehen.

SELBSTREFLEXION

Was ist Intuition für dich?

Ganz gleich, wie du dein inneres Wissen benennst, ob Bauchgefühl, Eingebung, Herzstimme oder sechster Sinn, eines steht fest: Jeder Mensch besitzt diese wertvolle Kraft der Intuition – auch DU! Auf dem Weg ins Erwachsenenalter ist sie Jahr für Jahr leiser geworden oder fast verstummt. Doch wir können sie wiedererwecken und lauter drehen. Wir können äußere und innere Störgeräusche minimieren, die uns daran hindern, unsere Intuition deutlich wahrzunehmen. Fast immer sind nämlich neben unserer intuitiven Herzstimme noch weitere „Stimmen" in uns hörbar, wie die Stimme unseres inneren Zweiflers, unserer Angst, unserer Eltern und der Gesellschaft.

WAS UNSERE INTUITION NICHT IST

Gerade weil sich die Intuition über verschiedene Wege ausdrückt, zum Beispiel durch ein Bauchgefühl, ein inneres Bild oder durch ganzheitliches Wissen, ist es wichtig, sie von *Emotionen* und *Gedanken* abzugrenzen, die unpraktischerweise sehr ähnlich mit dir kommunizieren. Bei angsteinflößenden Gedanken ist es beispielsweise möglich, dass in dir ein bedrohliches Bild entsteht, während sich dein Bauch zusammenzieht, der Puls nach oben schießt oder dir regelrecht übel wird. Selbst eine Erinnerung an einen Moment voller Angst, Wut oder Trauer kann dies bewirken. Diese unangenehmen Körperempfindungen und Bilder sind dann jedoch nicht auf deine Intuition zurückzuführen, sie sind ein Resultat negativer Erfahrungen in der Vergangenheit, diverser Zukunftssorgen oder Ängste und dadurch ausgeschütteter Stresshormone.

Eine der größten Herausforderungen ist es daher, Schritt für Schritt unterscheiden zu lernen, wann du ein intuitives Bauchgefühl oder inneres Bild wahrnimmst und wann dich deine Gedanken und Emotionen im Griff haben. In Kapitel 4 zeige ich dir, wie du dich von aufwühlenden Gedanken distanzieren und befreien kannst, damit deine Intuition nicht von deinem Verstand überlagert wird. Denn es gibt Wege, dich mental zu beruhigen, deine Aufmerksamkeit bewusst auf anderes zu lenken und insgesamt gedankenleerer zu werden. Zudem bekommst du Übungen, die für emotionale Klarheit sorgen. All dies macht dich empfangsbereit für intuitive Botschaften und lässt dich den Unterschied zwischen Intuition, Gedanken und Emotionen leichter erkennen.

Vorab sei gesagt: Deine Emotionen und Gedanken unterscheiden sich von deiner Intuition grundsätzlich in ihrer Intensität und Ausdrucksform. Emotionen verursachen oft stärkere körperliche Empfindungen als ein intuitives Bauchgefühl. Gedanken versuchen, dich über lange, innere Monologe von einer Sache zu überzeugen. Die Intuition hingegen spricht kurz und prägnant zu dir, ohne „dramatisch" zu sein.

Sehen wir uns die verschiedenen Empfangskanäle im Folgenden genauer an.

2.2. WIE „SPRICHT" DEINE INTUITION ZU DIR?

In wissenschaftlichen Befragungen geben die meisten Menschen an, ihre Intuition als Stimme wahrzunehmen – so als würde jemand leicht links oder rechts von ihnen stehen und in knappen Sätzen leise zu ihnen sprechen. Andere wiederum hören diese Stimme mehr im Inneren ihres Kopfes. Doch schon die verschiedenen Begrifflichkeiten wie Bauchgefühl, Herzstimme, Eingebung oder sechster Sinn zeugen davon, dass es auf die Frage nach dem „intuitiven Empfangskanal" keine allgemeingültige Antwort gibt.

Wir alle nehmen unsere Intuition auf eine andere Art wahr und je nach Situation oft auch auf verschiedenen oder mehreren Kanälen gleichzeitig. Wir spüren, sehen, hören und/oder wissen plötzlich etwas aus uns selbst heraus.

Im Alltag immer wieder in Kontakt mit deiner persönlichen, intuitiven „Stimme" zu kommen, ist, als würdest du eine neue Fremdsprache lernen. Du erfährst grammatikalische Gesetzmäßigkeiten, freundest dich mit dem Klang der fremden Wör-

“

Lausche deinem Bauchgeflüster und die laute Welt wird leise.

KARIMA

ter an und erst wenn du genügend Vokabeln kennst, verstehst du den gesamten Sinn eines Satzes. Sei also nicht zu ehrgeizig in Bezug auf ein „korrektes Ergebnis", wenn du anfängst, deine Intuition gezielt zu befragen. Ehrgeiz kann deine Intuition sogar blockieren. Sieh stattdessen jede abgeschlossene Übungseinheit und jede intuitive Entscheidung als Erfolg an, da du nach jeder Erfahrung mehr über deine persönliche „Intuitionssprache" weißt als zuvor. Der Tag wird kommen, an dem du sie flüssig sprechen wirst, ohne groß nachzudenken.

SPÜREN: DEIN BAUCHGEFÜHL

Das Bauchgefühl spielt neben all den anderen intuitiven Wahrnehmungskanälen eine besondere Rolle. Es liefert keine Details wie Bilder oder Worte, sondern zeigt dir eine Richtung oder Tendenz auf. Wie der Name schon sagt, lässt das „Bauchgefühl" auf ein ganzheitliches, körperliches Wissen schließen, das von einem Körpergefühl im Oberkörper begleitet wird, wie zum Beispiel:

- einem sanften, eher unangenehmen Ziehen oder Drücken, einer leichten Anspannung, wenn dir das Bauchgefühl Nein sagt oder dich „warnen" möchte.
- einer eher angenehmen Wärme, einem sanften Kribbeln, einer gewissen Leichtigkeit oder Gelöstheit, wenn dir ein Ja mitgeteilt wird und du spürst, dass dieses Ja richtig oder gut ist.

Die Krux daran ist, wie schon gesagt, dass das Bauchgefühl leicht mit emotionalen Körperempfindungen verwechselt werden kann. Auslöser sind dann beispielsweise aufwühlende Gedanken wie „Oh nein, ich habe die ganze Woche vergessen, meine Folsäure zu nehmen. Womöglich hat das meinem Kind geschadet!" Oder: „Jetzt hab ich aber schon lange keine Tritte von meinem Bauchbewohner mehr gespürt. Bei meiner Cousine war das auch so und die hatte eine Schwangerschaftsvergiftung. Nicht dass mir das Gleiche passiert?!".

Nimmst du solche Gedanken verknüpft mit starken Emotionen in dir wahr und sind diese der Grund für dein körperliches Unbehagen, bedeutet dies keinesfalls, dass – wie im zweiten Beispiel befürchtet – tatsächlich etwas mit deinem Kind nicht stimmt. Im Gegenteil, die Anwesenheit von Angst ist sogar ein Indiz dafür, dass es sich gerade *nicht* um dein Bauchgefühl, also deine innere Weisheit, handelt.

Denn Intuition ist niemals emotional aufbrausend. Selbst eine intuitive „Warnung", zum Beispiel das innere Wissen, dass es „irgendwie plötzlich" wichtig erscheint, einen vorzeitigen Termin zur Kontrolle bei deiner Gynäkologin auszumachen, bringt dich nicht aus der Ruhe. Später mögen sich auch Sorgen und angstvolle Emotionen dazugesellen, doch dein *erster* intuitiver Impuls ist frei von Angst. Um das klarer zu differenzieren, wenden wir uns später noch bewusst deinen Gedanken und Emotionen zu.

KLARSEHEN: DEINE INNERE LEINWAND

Der Begriff Intuition hat seinen Ursprung im lateinischen Wort *„intuere"*, was passenderweise „hineinsehen" bedeutet. Denn das „Klar- oder Hineinsehen" ist tatsächlich der Empfangskanal, der den meisten Menschen die genauesten intuitiven Antworten liefert. Vielleicht hast auch du schon mal die Erfahrung gemacht, dass das Telefon läutete und du sofort das Gesicht der Person im Kopf hattest, die da gerade anrief, und damit richtig lagst? Dort, wo du dieses Bild gesehen hast, ist deine intuitive „innere Leinwand". Jeder Mensch hat solch ein inneres Kino. Überzeuge dich selbst!

EXPERIMENT

Dein inneres Kino funktioniert mit offenen wie mit geschlossenen Augen. Schließe für dieses erste Experiment deine Augen und denke an eine Zitrone. Stell dir hierfür eine weiße Kinoleinwand vor, auf der die Zitrone erscheint, oder lasse sie einfach „in der Luft schweben". Probiere es aus …

1. *Kannst du die Zitrone sehen? Beschreibe sie.*
2. *Wo kannst du die Zitrone sehen? Scheint deine innere Leinwand sehr nah vor deinen Augen zu sein, ist sie einen Meter entfernt oder sogar noch weiter weg?*
3. *Verschiebe die Zitrone auf deiner Leinwand nach links, rechts, oben und unten.*

Deine innere Leinwand ist nicht nur Projektionsfläche für das intuitive KlarSehen. Auf ihr träumst du und lässt deiner Fantasie freien Lauf, zum Beispiel, indem du die Zitrone blau oder rosa färbst. Wer eine lebhafte Fantasie hat, hat meist auch eine starke Intuition. Dennoch sind Fantasie und Intuition nicht das Gleiche, sonst wäre auf deine Intuition kein Verlass. Sie ist Ausdruck deiner subjektiven Wahrheit und erzeugt das Abbild einer Zitrone so, wie sie wirklich aussieht. Deine Fantasie formt hingegen imaginäre Welten, ohne dass diese der Wirklichkeit entsprechen müssen. Der entscheidende Unterschied ist demnach die Absicht, mit der du deine Intuition befragst, zum Beispiel nach einem realistischen Lösungsansatz: *Was kann ich tatsächlich tun, um ein konkretes Problem zu lösen?*

Unsere Emotionen, Fantasie und Gedanken gesellen sich oft im zweiten Schritt zu unserer intuitiven Antwort und verwässern oder verschleiern diese. Daher ist es wichtig, beim intuitiven KlarSehen auf deine ersten Impulse zu achten und genau zu beschreiben, was du siehst, ohne das Gesehene zu interpretieren. Mit der Zeit lernst du, deine Bilder richtig zu deuten, wenn du mit etwas zeitlichem Abstand reflektierst, wie die Situation sich am Ende aufgelöst hat und wie dein inneres intuitives Bild damit zusammenhängen könnte.

Deine Intuition ist ein Teil deiner selbst. Sieh sie als vertrauensvolle, erfahrene Fährtenleserin, die dir mit ihren weisen, manchmal auch kryptischen Hinweisen dabei hilft, den rechten Weg zu gehen.

Je fleißiger du deine Sinne durch Achtsamkeit trainierst (Kapitel 4.6.), desto detaillierter wird dein inneres Bild. Dein KlarSehen dient dir dann in den kleinen wie großen Herausforderungen des Alltags als Stütze. Du kannst sogar verlegte Dinge wiederfinden wie ein Lieblingsspielzeug oder deinen Autoschlüssel. Dazu fragst du dich wie nebenbei „Wo finde ich ...?" und machst dich innerlich frei und empfangsbereit. Du schließt deine Augen, um auf deiner inneren Leinwand ein Bild zu sehen, zum Beispiel das bunte Kissen auf der Wohnzimmercouch. Du kannst dir sicher vorstellen, was für ein magisches Gefühl das ist, wenn du unter das Kissen schaust und den vermissten Gegenstand genau dort vorfindest?!

Gedulde dich aber bitte ein wenig. Solche praktischen Spielereien funktionieren erst, wenn deine Intuition eine gewisse Stärke hat. Um das innere Projizieren von Bildern zu trainieren, empfiehlt es sich, neben den Übungen, die du noch kennenlernen wirst, geführte Fantasiereisen anzuhören und Reise für Reise immer detailliertere Filme auf deiner inneren Leinwand zu kreieren. Auf CDs und bei gängigen Streaming-Anbietern findest du reichlich Auswahl an Fantasiereisen.

Auch dein Kind kannst du mit Fantasiereisen dabei unterstützen, sich seine lebhafte kindliche Fantasie und Intuition zu bewahren. Sie eignen sich unter anderem wunderbar als Einschlafhilfe.

KLARHÖREN: DEINE INNERE SOUNDANLAGE

In deinem inneren Kino werden die Bilder – wie in einem echten Kino – oft von Sound begleitet. Wenn du dir beispielsweise eine Waldlichtung vorstellst, kannst du nicht nur die Bäume, das saftige Gras oder ein Reh am Waldrand sehen. Du kannst auch „den Ton anschalten" und aus deinem Stummfilm ein mehrsinniges Erlebnis machen. Probiere es direkt aus und lausche den Klängen des Waldes: Hörst du das Vogelgezwitscher, den Ruf eines Kuckucks, den Wind in den Blättern und vielleicht das Plätschern eines kleinen Baches?

Schon wenige Minuten an solch einem imaginären Kraftort wirken regenerierend: Dein Gedankenwirrwarr über das Tagesgeschehen wird leiser oder verstummt, dein Puls beruhigt sich und du kommst bei dir selbst an. Damit hast du bessere Voraussetzungen, um in den unterschiedlichsten Situationen ganz automatisch, also ohne ein konkretes (Nach-)Fragen, „intuitiv klarzuhören".

Das KlarHören kann dir auch völlig losgelöst von anderen Empfangskanälen eine intuitive Botschaft zurufen – rein über Stimmen, Musik und andere Geräusche. Du hörst beispielsweise beim Autofahren plötzlich deine eigene oder eine fremde Stimme in ruhigem Ton „Achtung, stopp!" sagen. Du bremst daraufhin ab und bemerkst erst dann, dass du um ein

Haar mit einem Krankenwagen zusammengestoßen wärst, weil er dir mit Blaulicht die Vorfahrt genommen hat.

Gerade wenn du deine eigene innere Stimme wahrnimmst, verwechselst du das KlarHören möglicherweise mit deinen Gedanken. Deine „Fährtenleserin" macht dir mit ihren Worten jedoch niemals Druck, dich für einen bestimmten Weg zu entscheiden. Sie wird sich nicht in langen Argumentationen verlieren, dir Angst machen oder andere Emotionen hervorrufen. Deine Intuition flüstert dir stattdessen mit zarter, unaufgeregter Stimme kurze Botschaften oder gar einzelne Worte zu. Sie ist klar, souverän und sanft zugleich.

KLARRIECHEN UND KLARSCHMECKEN

Deine Intuition lässt keine Sinne aus. Es ist auch möglich, über das Riechen und Schmecken intuitive Eingebungen zu empfangen. Du hast beispielsweise immer wieder den Geruch einer bestimmten Speise in der Nase – wie wenn du dich an den Duft von Kaffee oder einer frisch aufgebackenen Breze erinnerst. Falls dir dies auffällig oft mit Lebensmitteln passiert, die dir zum Beispiel während der Schwangerschaft oder Stillzeit wichtige Nährstoffe liefern, zeigt dir deine Intuition eventuell damit auf, dass du dir mit genau diesen Lebensmitteln die benötigte Extraportion Vitamine zuführen kannst.

Der Appetit auf bestimmte Lebensmittel kann jedoch viele verschiedene Ursachen haben und auch mit Emotionen verknüpft sein. Du hast dann Lust auf Schokolade, weil du dich damit schon oft getröstet hast. Auch die Zusammensetzung deiner Darmflora kann deine Lebensmittelauswahl beeinflussen und zum Beispiel Appetit auf Zucker auslösen, wenn deine zuckerverwöhnten Darmbakterien Nachschub verlangen.

Das Thema Essen und Trinken solltest du daher genau beleuchten und zusätzliche Informationen einholen, anstatt dich lediglich auf deinen Appetit zu verlassen. Um dich in diesem Bereich intuitiv führen zu lassen, wäre die Grundvoraussetzung, dass du dich schon lange bewusst und überwiegend natürlich ernährst, also mit wenig verarbeiteten Lebensmitteln, und ein gutes Körpergefühl entwickelt hast.

KLARWISSEN

Ebenso wie das Bauchgefühl hat auch das KlarWissen eine Sonderrolle. Es drückt sich, anders als die klassischen Sinneswahrnehmungen, über ein unmittelbares, inneres Wissen aus – eine Art Geistesblitz, eine Eingebung oder Vorahnung, die du dir rational nicht erklären kannst. Du weißt es einfach.

KlarWissen ist beispielsweise am Werk, wenn du dein weinendes Baby tröstest: Du nimmst es nah an deinen Körper, wippst es intuitiv hin und her, klopfst ihm sanft auf den Rücken oder streichelst liebevoll sein Köpfchen, während du ein beruhigendes „Schhhh…" von dir gibst. Ohne darüber nachzudenken, schenkst du deinem Kind die Geborgenheit, die es gerade braucht und kennt. Auch im Mutterleib wurde es sanft hin und her gewiegt, hörte das Klopfen deines Herzschlages und das Rauschen deines Blutes.

KlarWissen ist vermutlich der Intuitionskanal, der dir am vertrautesten und bodenständigsten vorkommt und dem entspricht, was du unter „Mutterinstinkt" verstehst. Diesem Wissen gehen jedoch meist ein unbewusstes KlarSehen und/oder KlarHören sowie das Lernen am Modell voraus. Das heißt, du hast über deine anderen (Klar-)Sinne bereits Informationen erhalten, diese aber nicht bewusst registriert. Die vorangegangenen Worte, Bilder und Eindrücke werden so lange gesammelt, bis du plötzlich weißt, was zu tun ist. Daher schaffst du die besten Voraussetzungen für ein deutliches, intuitives Wissen, wenn du auch deine anderen „Klarsinne" trainierst.

Leider tritt das KlarWissen oft in Konkurrenz zum erlernten Verstandeswissen. Es kann dadurch zwar bereichert werden, aber du fühlst dich oft durcheinander und unentschlossen, wenn Kopf und Herz dich unterschiedlich beraten. Durch einen ruhigen, zentrierten und offenen Geist schaffst du immer wieder bewusst Raum für dein intuitives KlarWissen. In Kapitel 4 zeige ich dir, wie du das mit regelmäßigen meditativen Auszeiten und achtsamen Alltagsmomenten wunderbar trainieren kannst. Und die in Kapitel 2.5. folgende Herzkohärenz-Übung bringt zudem Herz und Kopf dazu, im Team zusammenzuarbeiten.

AUF EINEN BLICK	
Wie sich Intuition ausdrückt:	**Wie sich Gedanken und Emotionen ausdrücken:**
Emotionslos, neutral und ruhig	Emotionsgeladen und aufgewühlt
Unmittelbar nach der Frage	Kreisend und teilweise zeitverzögert
Gleichbleibend bei Rückfrage	Veränderbar und sprunghaft
Ohne Druck und friedlich	Mit Druck und bestimmend
Auf den Punkt und kurz	Unfokussiert und langatmig
Nicht wertend, aber unverblümt	Wertend und verurteilend
Als neutrale oder Du-Botschaften	Ich-Botschaften

2.3. WAS BRINGT DIR DEINE INTUITION?

Es gibt viele gute Gründe, deinem Leben mehr Intuition einzuhauchen. Eine gut geschulte Intuition ermöglicht dir, im turbulenten Alltag mit Kind schnell und lösungsorientiert zu reagieren. Du kannst zudem gezielt um Lösungsideen bitten, die im Einklang mit deiner tiefsten Wahrheit stehen. Die zahlreichen, leicht umsetzbaren Übungen in diesem Buch stärken aber nicht nur deine mütterliche Intuition. Durch neu etablierte selbstfürsorgliche Verhaltensweisen, Routinen und Rituale kannst du nahezu alle Facetten deines Lebens bereichern:

- Du spürst eine besondere Nähe zu deinem Kind.
- Du erzeugst aus dir selbst heraus eine entspanntere Familienatmosphäre.
- Du fühlst dich emotional weniger angespannt.
- Du hinterfragst deine Entscheidungen weniger.
- Du bleibst zudem standfester, wenn von außen jemand dein Verhalten infrage stellt.
- Du bist offen für völlig neue Lösungswege aus deinem Unterbewusstsein.
- Du behältst in aufwühlenden Situationen mehr Klarheit und Fokus.
- Du regenerierst dich nach Stresssituationen schneller.
- Du bist immer öfter von Ruhe und Zufriedenheit erfüllt.
- Dein Selbst(wert)gefühl wird gestärkt.
- Du bist resilienter, das heißt widerstandsfähiger gegenüber herausfordernden Lebenssituationen.
- Du spürst mehr Vertrauen in dich und das Leben.
- Du fühlst dich zugehörig zum großen Ganzen.
- Du erlebst Freude beim Entdecken „magischer Zufälle".
- Dein Leben gewinnt an Tiefe.

2.4. DIE QUELLEN DEINER INTUITION

Wenn du der eigenen Intuition vertrauen und intuitiv entscheiden und handeln willst, hilft es dir sicher zu wissen, wo dieses innere Wissen seinen Ursprung hat. Warum spürst du zum Beispiel intuitiv, wenn es einer guten Freundin gerade nicht gut geht? Woher kommt diese Ahnung? Hat sich die Freundin vielleicht länger nicht gemeldet und du hast somit unbewusst eine Veränderung ihres Verhaltens wahrgenommen? Haben deine sogenannten Spiegelneuronen im Gehirn beim letzten Treffen Alarm geschlagen, weil du hinter dem Lächeln Traurigkeit bemerkt hast? Oder ist all das mit den Gesetzmäßigkeiten der Quantenphysik erklärbar, der zufolge wir zu jeder Zeit über das Quantenfeld mit allen und allem verbunden sind und somit auf Informationen zugreifen können, die wir auf rationaler Ebene „eigentlich" nicht haben dürften? Wissenschaftler und spirituelle Gelehrte fokussieren sich beim Beantworten dieser Frage meist auf einzelne oder einige wenige Komponenten. Aber womöglich erklärt gerade die Kombination aus unterschiedlichen Ansätzen, warum du mithilfe deiner Intuition so gute Entscheidungen treffen kannst.

Intuition ist eine Mischung von „Wissen" aus verschiedenen Empfangskanälen und Informationsquellen, die ein Gesamtbild ergeben.

Du kannst dir das so vorstellen, als würdest du verschiedenste Lebensmittel kombinieren und zu einem schmackhaften Eintopf verkochen. Am Ende erahnst du schon dank einer einzigen Sinneswahrnehmung, ob dein Gericht gelungen ist. Du hast ein gutes Bauchgefühl oder weißt es eben einfach, noch bevor du gekostet hast. Deine Intuition erfasst die Gesamtkomposition, den aromatischen Mix aus Gemüse, Zwiebeln, Kräutern und Gewürzen, das ansprechende Farbspiel aus Karotten, Paprikaschoten, Zucchini und Kürbis. Wie lauten diese „Zutaten" im echten Leben? Was sind die Auslöser für ein gutes oder schlechtes Bauchgefühl, ein instinktives Verhalten oder das plötzliche Wahrnehmen eines inneren Bildes?

EMPATHIE DANK SPIEGELNEURONEN

Die Empathie hat für die Intuition einen hohen Stellenwert. Dank bestimmter Nervenzellen im Gehirn, den sogenannten Spiegelneuronen, hast du die Fähigkeit, dich in andere hineinzuversetzen, ihre Stimmung an Körperhaltung und Mimik abzulesen und mitfühlend zu sein. Schon Säuglinge nehmen dank ihrer Spiegelneuronen die Emotionen anderer Menschen wahr. Da sie noch nicht die Perspektive wechseln und sich abgrenzen können, wird das Erleben des Gegenübers jedoch zu ihrem eigenen Erleben. Sie weinen dann vielleicht nur, weil ein anderes Kind im Raum weint, oder lachen vergnügt zurück, wenn ein fröhliches Gesicht in den Kinderwagen guckt.

Je ausgeprägter deine Spiegelneuronen im Erwachsenenalter sind, desto empathischer und feinfühliger bist du für das, was deine Mitmenschen durch ihr gesamtes Verhalten ausstrahlen. Du bist dann beispielsweise bei Freunden zu Besuch eingeladen und merkst schon beim Betreten der Wohnung, dass hier dicke Luft herrscht. Außerdem lässt du dich von emotionsgeladenen Spielfilmen leicht mitreißen und verdrückst dabei auch mal ein Tränchen. Durch ein hohes Maß an Empathie lieferst du deiner Intuition wertvolle Informationen. Es bedarf jedoch auch etwas Übung, sich von der Energie anderer abzugrenzen, damit zum Beispiel schlecht gelaunte Mitmenschen oder der Wutausbruch deines Kindes dein Wohlbefinden und damit auch dein Verhalten nicht unmittelbar beeinflussen. Stell dir dazu vor, du hättest eine schützende Hülle um dich herum, in der du so sicher und geborgen bist wie ein ungeborenes Kind im Bauch seiner Mutter.

ÜBUNG: DEINE SCHUTZBLASE

1. Damit es dir gelingt, bei dir selbst zu bleiben, ist es gut, zunächst in dich hineinzuspüren, bevor du einen Raum mit Menschen betrittst. Wie fühlst du dich?
2. Stell dir nun vor, dass dein Körper von einer durchsichtigen großen Schutzblase umgeben ist. Schließe die Augen und visualisiere um dich herum diese riesige Blase. Wie eine Seifenblase schimmert sie regenbogenfarben im Licht, ist aber deutlich stabiler und flexibler, sodass an ihr alle fremden Emotionen und Einflüsse einfach abprallen. Sie macht dich widerstandsfähig und grenzt dich ab, ohne dich völlig abzuschotten.
3. Wenn du dann im Alltag in einem Gespräch mit einer Person spürst, dass dich ihr Verhalten herunterzieht, erinnerst du dich an deine visualisierte Blase. Sobald du deinen Schutz reaktivierst, wirst du rasch einen Unterschied bemerken. Du wirst dich stärker fühlen und unabhängiger von den Stimmungen der anderen.

ERFAHRUNGSWERTE

Deine Intuition wird durch Erfahrungswerte mitbestimmt, die dein Verstand festlegt, indem er Erlebtes und Erlerntes kombiniert und evaluiert. Sportler nutzen dies, um beispielsweise intuitiv auf die Flugbahn eines Balles zu reagieren. Sie denken nicht darüber nach, wo sie sich hinstellen müssen, um den Ball zu fangen oder mit einem Schläger zurückzuschlagen. Ihr Körper führt sie fast auf magische Weise zum entsprechenden Punkt, wenn sie bereits viele Erfahrungen in ähnlichen Situationen gesammelt haben. Auch alle anderen Erlebnisse fernab des Sports prägen deine intuitiven Entscheidungen.

Da Menschen in der Regel ein großes Sicherheitsbedürfnis haben, entscheiden sie sich tendenziell für das Bekannte. Stehst du dann beispielsweise vor einem Regal mit Breigläschen oder Windeln und hattest bisher keine Zeit, dir über deine Auswahl Gedanken zu machen, greifst du bei Zeitnot bevorzugt zu den Produktnamen, von denen du bereits in der Werbung oder von einer Freundin gehört hast. Du hast dabei meist ein besseres Bauchgefühl, als wenn du dich für einen dir völlig unbekannten Hersteller entscheidest.

Wie schon gesagt: Was dich beeinflusst, sind längst nicht nur Spiegelneuronen und Erfahrungswerte. Teil deiner Entscheidungs- und Lösungsfindung und damit deines Mutterseins ist auch das, was du moralisch, kulturell und gesellschaftlich vorgelebt bekommst. Der Glaubenssatz, dich solchen Vorbildern anpassen zu müssen, „um dazuzugehören", kann deine Intuitionsquellen regelrecht überstimmen und dein Bauchgefühl sabotieren. Bleibe deshalb wachsam für das, was du fernab von Normen und Regeln selbst für „richtig" hältst.

DEIN HÖHERES SELBST

In der Spiritualität ist die Intuition vor allem ein Sprachrohr des eigenen höheren Selbst, auch *Higher Self* genannt. Dies ist die weise, *„höchste"* Version von dir selbst. Du kannst dir vorstellen, dass dein höheres Selbst dein Leben wie eine Beobachterin aus der Vogelperspektive ganzheitlich überblicken kann. Dieses Selbst ist losgelöst von allen Ängsten, Limitierungen oder physikalischen Gesetzen. Es ist deine Essenz, die unabhängig von deinem Körper besteht und mit der du dich jederzeit verbinden kannst. Wann immer du dies tust, wirst du innerlich ruhig, friedlich und nahezu allwissend. Denn dein höheres Selbst steht nicht nur mit dir in Kontakt, sondern stellt eine Verbindung dar zu etwas, das größer ist als du. Die einen nennen es Gott, Allah oder Adonai, die anderen göttliche Quelle, All-Eins-Sein oder einfach Universum.

Nicht alle Menschen glauben an eine „höhere Macht", und du musst weder spirituell noch gläubig sein, um intuitiv zu sein.

Deine Intuition hängt nicht davon ab, ob du gläubig bist oder nicht, es fördert jedoch das Vertrauen in deine innere Stimme, wenn du dich der Vorstellung öffnest, dass du mehr bist als ein Körper aus Fleisch und Blut. Wäre es nicht beruhigend zu glauben, dass du in dir einen ewigen Funken Leben trägst, den du nicht mit den Augen, wohl aber mit dem Herzen sehen kannst?

Mit der nachfolgenden Flaschengeist-Übung nimmst du die Perspektive deines höheren Selbst ein und blickst „von oben" auf dich und dein Leben herab. Eine solche Metaperspektive lässt sich in allen erdenklichen Situationen trainieren. Für den Anfang eignet sich jedoch eine harmonische Situation, ohne großes Geschehen, in der es dir möglich ist, deine Augen zu schließen. Dank der Metaperspektive kannst du mit etwas Übung später auch in herausfordernden Momenten – und sogar mit geöffneten Augen – Abstand zu Gefühlschaos und destruktiven Gedanken gewinnen. Das ist eine wunderbare Methode, mit der sich nervenaufreibende Situationen sofort ein Stück beruhigen lassen und du wieder Zugang zu deiner höheren Weisheit bekommst.

ÜBUNG: FLASCHENGEIST

1. Setze dich neben dein Kind und streichele es sanft (oder öle liebevoll deinen schwangeren Bauch ein) und nimm die Situation mit allen Sinnen wahr: Lausche den Hintergrundgeräuschen, deinem Atem oder dem deines Kindes. Betrachte dein Kind (oder deinen Schwangerenbauch) und spüre bewusst die Haut oder den Stoff der Kleidung.
2. Schließe die Augen und stell dir vor, dein Bewusstsein wäre ein Flaschengeist, wie du ihn aus dem Märchen Aladdin kennst. Dein Körper steht stellvertretend für die Wunderlampe, in der du wohnst. Du befreist dich jetzt daraus und steigst mit deinem Bewusstsein empor, bis du von oben auf dich herunterblickst.
3. Du beobachtest dich von hier aus, wie du gerade dein Kind (oder deinen Bauch) streichelst und mit deinen Sinnen alle Details dieser Situation wahrnimmst. Das heißt, du bist „Wahrnehmende" und „Beobachterin" zugleich. Die Wahrnehmende steht für dein normales Tagesbewusstsein. Die Beobachterin für dein höheres Selbst.

AUF EINEN BLICK

DER FLASCHENGEIST-EFFEKT

1. *Dein schlafendes Kind streicheln und die Situation intensiv wahrnehmen*
2. *Die Augen schließen, als „Flaschengeist" die Wunderlampe verlassen und von oben auf dich herabblicken*
3. *Wahrnehmende und Beobachterin zugleich sein*

Aus dem Buch #intuitivesmuttersein
@karima.stockmann_lebensfreude @gu.verlag

“

Das Herz

hat seine Gründe,

die der Verstand

nicht kennt.

BLAISE PASCAL

ZUSAMMENSPIEL DER GEGENSÄTZE

Bei allem, was über die Intuition bekannt ist, fällt eines besonders auf: Deine Intuition verknüpft Gegensätzliches miteinander – das Bewusste mit dem Unbewussten, das Rationale mit dem Irrationalen, das Begreifliche mit dem Unbegreiflichen, das Bekannte mit dem Unbekannten. Sie stellt ihre eigenen Spielregeln auf und bleibt trotz umfangreicher Forschung gewissermaßen ein undurchschaubares Mysterium.

2.5. DAS „HERZSTÜCK" DEINER INTUITION

Das Bauchgefühl ist im Bauch, deine Herzstimme im Herzen, ein Geistesblitz im Kopf. Wo aber ist dann die Zentrale deiner Intuition, in der alle empfangenen Informationen ausgewertet werden, um in Bildern, Worten oder Vorahnungen mit dir zu kommunizieren? Die Intuition kann nicht eindeutig einem Organ, nicht einmal einer Körperregion, zugeordnet werden und geht – wie du auf den vorherigen Seiten erfahren hast – weit über deine Ratio hinaus. Wissenschaftliche Untersuchungen haben längst herausgefunden, dass unser Gehirn weder der Regent unserer Intuition noch unseres Körpers ist. Wie sieht es mit deinem Herzen aus?

HERZKOHÄRENZ

Dein physisches Herz hat ein eigenständiges Nervensystem. Es erzeugt laut bisherigen Messungen 5000-mal so viel elektromagnetische Energie wie dein Gehirn und gibt dadurch deutlich mehr Informationen an deinen Kopf weiter als umgekehrt. Es steht in ständigem Kontakt mit all deinen Organen und darüber hinaus. Auch andere Menschen und Tiere werden vom Energiefeld deines Herzens messbar beeinflusst und im wahrsten Sinne des Wortes davon „berührt". Bestimmte

Übungen stärken dieses Energiefeld und tragen dazu bei, dass Herz und Verstand kraftvoll im Team zusammenarbeiten. Zwischen deinem Herzen und deinem Gehirn bilden sich nämlich neue Nervenbahnen aus, wann immer du dich im Zustand der Herzkohärenz befindest. Herzkohärenz bedeutet, dass sich dein Herzschlag in Harmonie mit deinen Atemzügen reguliert und sich rhythmisch daran anpasst. Abwechselnd beschleunigt und verlangsamt es den Puls im Atemrhythmus. Beim Einatmen erhöht sich die Herzfrequenz, zum Beispiel auf 80 Schläge/min. Beim Ausatmen reduziert sie sich, zum Beispiel auf 60 Schläge/min. Das kannst du sogar selbst überprüfen, wenn du dich gerade einigermaßen entspannt fühlst.

EXPERIMENT

Suche mit Zeige- und Mittelfinger deinen Puls am Hals – etwa 2 bis 3 Finger breit von deinem Kehlkopf entfernt. Atme dann sehr langsam ein und aus und nimm wahr, ob dein Herz beim Einatmen schneller und beim Ausatmen langsamer schlägt. Gib dir 5 bis 6 Atemzüge lang Zeit dafür. Je langsamer der Atemrhythmus, desto leichter erkennst du dieses Wechselspiel. Wenn du keinen Unterschied bemerkst, probiere es nach regelmäßigem Herzkohärenz-Training in einem Monat erneut.

Stress treibt deinen Puls in die Höhe. Das ist grundsätzlich gut, weil dein Herz dir durch die verstärkte Pumpleistung mehr Sauerstoff zur Verfügung stellen kann, um beispielsweise einen energiegeladenen Sprint zur Bahn hinzulegen oder konzentriert eine Prüfung zu schreiben. Doch Daueranspannung lässt dein Herz immer unflexibler werden, bis es irgendwann in einem nahezu gleichbleibenden Rhythmus schlägt. Da der Alltag mit Kind grundsätzlich mehr Stresspotenzial hat als ein Leben ohne Kind, tust du deinem Herzen etwas Gutes, wenn du dir regelmäßig kurze Zeitfenster nimmst, um deine Herzkohärenz wiederherzustellen. Den Erkenntnissen des kalifornischen *HeartMath Institutes* zufolge fördert dies nicht nur die Widerstandsfähigkeit deines Nerven- und Herz-Kreislauf-Systems, sondern ist auch die Grundlage, um auf deine innere Weisheit zugreifen zu können. Diese Herzstimme kannst du mit einer ganz einfachen Übung stärken. Für eine bessere Konzentration ist es hilfreich, dabei die Augen zu schließen, du kannst die nachfolgende Übung aber auch mit offenen Augen und an jedem Ort und zu fast jedem Zeitpunkt durchführen.

ÜBUNG: HERZKOHÄRENZ IN < 5 MINUTEN

1. Lege deine Hände (oder eine Hand) in der Mitte deines Brustkorbs über dein physisches Herz.
2. Mache dir bewusst, dass dein kraftvolles Herz unermüdlich für dich schlägt. Es ist der Taktgeber deines Lebens und hat bereits im Bauch deiner Mutter geschlagen, noch bevor du sehen, hören, fühlen oder denken konntest.
3. Atme etwas langsamer und tiefer als sonst ein und aus. Es sollte sich jedoch noch natürlich für dich anfühlen, zum Beispiel jeweils fünf Sekunden ein- und ausatmen.
4. Erinnere dich nun an eine Situation, in der du Dankbarkeit empfunden hast, Wertschätzung, liebevolle Fürsorge, tiefes Mitgefühl oder eine Kombination daraus. Dies kann ein großer Moment in deinem Leben sein, aber auch ein alltägliches, eher unscheinbares Ereignis. Reaktiviere dieses angenehme Gefühl in dir und durchlebe es noch einmal für mindestens drei Minuten, gern auch länger.

AUF EINEN BLICK

ERWECKE DEINE HERZSTIMME

1. *Dein „Herz" berühren*
2. *Dir deiner Herzkraft bewusst sein*
3. *Langsam und tief atmen*
4. *Ein hochschwingendes Gefühl, zum Beispiel Dankbarkeit oder Mitgefühl spüren*

Aus dem Buch #intuitivesmuttersein
@karima.stockmann_lebensfreude @gu.verlag

Wiederhole dieses kleine Ritual für eine starke Intuition am besten jeden Morgen, bevor du aufstehst, und/oder jeden Abend, bevor du einschläfst.

2.6. DER INTUITION BLIND VERTRAUEN?

Die Gefahr, die von einer „falsch" interpretierten intuitiven Eingabe ausgeht, ist bei eher alltäglichen Dingen, wie der Wahl eines Restaurants oder Freizeitprogramms, recht überschaubar. Du solltest deiner Intuition jedoch nicht in jeder Situation blind vertrauen. Gerade am Anfang funken dir oft Gedanken oder Emotionen dazwischen. Sie verfälschen intuitive Eindrücke oder deren Interpretation. Lass dich davon nicht verunsichern. In der Regel liegst du mit deinen intuitiven Entscheidungen richtig und handelst zum Wohl aller Beteiligten.

Intuition hat nicht den Anspruch auf Unfehlbarkeit. Bei medizinischen oder lebensverändernden Entscheidungen ist es äußerst ratsam, deine intuitiven Botschaften mit deinem Verstand zu prüfen. Musst du hinsichtlich einer offenen Frage noch gezielt Wissen sammeln, das deinen spontanen Impuls bestätigt? Gibt es medizinische Ansprechpartner, Vertraute oder Experten, mit denen du deine Handlungsmöglichkeiten durchgehen kannst? Dabei auf deine Intuition zu hören, heißt nicht, Entscheidungen von größerer Tragweite allein treffen zu müssen. Vielmehr bekommst du so ein Gespür dafür, wer dir beispielsweise beratend zur Seite stehen kann oder in welchem Buch du hilfreiche Tipps findest.

Regelmäßiges Intuitionstraining macht dich zunehmend selbstsicherer.

Dafür stellst du dir am besten eine konkrete Frage: „Soll ich dieses Anliegen mit Dr. XY besprechen?" Prüfe dann, wie dein Bauchgefühl auf diese Frage reagiert – mit Zustimmung oder Ablehnung? Du kannst deine Intuition nun nacheinander zu verschiedenen potenziellen Beratern befragen und in einer zweiten Fragerunde das Ergebnis überprüfen.

Wenn du dich ausreichend mit deinem „inneren Kino" vertraut gemacht hast, sind offene Fragen hilfreicher als geschlossene Ja-oder-Nein-Fragen. Stelle deine Frage also am besten mit *wo, wer, wie, womit* oder *was.* Du erhältst dann die Antwort oft in Form von innerlich wahrgenommenen Worten und Bildern und kannst dadurch Lösungen fernab deiner gewohnten Denk- und Verhaltensweisen entdecken.

2.7. DAS ABC DER INTUITION

Deine Intuition kommuniziert auf drei Wegen mit dir:

WEG A: Unmittelbar auf eine Frage hin, aus der Ruhe heraus, wenn du dich bewusst empfangsbereit machst, zum Beispiel durch Meditation oder andere Achtsamkeitsübungen. Das ist ein aktiver, trainierbarer Prozess.

WEG B: Wie Weg A als Reaktion auf eine konkrete Frage, mit dem Unterschied, dass die Antwort mit deutlichem zeitlichen Abstand zur Frage irgendwann unvorhergesehen auftaucht; meist dann, wenn du deine Gedanken loslässt und plötzlich Raum für deine intuitive Antwort entsteht.

WEG C: Ohne Fragestellung oder bewussten Prozess, spontan, automatisiert, unvorhergesehen, fast reflexartig, schneller als dein Verstand.

Variante C stellt den Weg dar, den die meisten Menschen bereits kennen. Sie lassen sich hin und wieder von ihrem Bauchgefühl leiten oder haben während eines Waldspaziergangs plötzlich eine geniale Idee. Ihre Intuition würde ihnen jedoch bei entsprechendem Training deutlich häufiger zur Seite stehen. Wer Weg A geht und sich regelmäßig den gleich folgenden Intuitionsprozess zunutze macht, schafft die besten Voraussetzungen, um über alle drei Wege beständig Antworten zu erhalten. Du kannst dann gezielt mit deiner Intuition in Kontakt treten (Weg A) und bist ebenso „anwesend" und aufnahmebereit, wenn sie dir einen spontanen Besuch abstattet (Weg B und C). Dies geschieht meist, wenn dein Geist endlich leise wird und für die Stimme deiner Intuition Platz macht, zum Beispiel beim Singen unter der Dusche oder nachts, während du träumst. Einige bahnbrechende, wissenschaftliche Entdeckungen, unter anderem von Albert Einstein, wurden auf diese intuitive Weise gemacht und erst im Nachhinein mit Werkzeugen des Verstandes wie Formeln, Berechnungen und Statistiken interpretiert und rational bestätigt.

Auch wirst du das Empfangene durch regelmäßige Übungseinheiten und intuitive Spielereien immer zielführender deuten können. Durch verschiedene Verhaltensweisen schaffst du gute Grundvoraussetzungen für deine mütterliche Intuition. Du kannst proaktiv etwas dafür tun, um deine Intuition wieder vermehrt in dein Leben einzuladen:

BASIS EINER STARKEN INTUITION

- *Gestalte mit meditativen Auszeiten einen bewussteren Alltag.*
- *Komme bei dir selbst an und vertraue deiner eigenen Weisheit.*
- *Fördere die Verbundenheit zwischen dir und deinem Kind.*
- *Schaffe Raum in dir, beobachte deine Gedanken und lasse sie los.*
- *Nimm deine Emotionen wahr und grenze sie von intuitiven Bauchgefühlen ab.*
- *Schule deine Sinne und Konzentrationsfähigkeit.*

In den nachfolgenden beiden Kapiteln gebe ich dir eine Fülle an Werkzeugen an die Hand, mit denen du solch ein stabiles Fundament für deine Intuition erschaffen kannst. Beginne mit zwei, drei kleinen Veränderungen und finde Wege, das Gelesene auf spielerische Weise in deinen Alltag zu integrieren. Du wirst schon bald einen Unterschied bemerken. Dies wird dich für die nächsten Schritte motivieren und dir neue Energie schenken. Mit der Zeit etablierst du neue Gewohnheiten, die zu deinem „neuen Leben" und deiner intuitiven Mutterschaft einfach dazugehören. Wann immer du dann deine Intuition um Rat fragst, gehst du so vor, wie es die folgende Übung modellhaft zeigt.

ÜBUNG: DEINE INTUITION GEZIELT BEFRAGEN (WEG A)

1. **Verbindung:** Du schließt deine Augen und nimmst in deinem inneren Kino vor deiner weißen Leinwand Platz. Es gibt noch nichts zu hören oder zu sehen. Über den Kinosessel bist du nach unten hin mit dem Boden verbunden, nach oben hin spürst du eine Verbindung zu etwas, das größer ist als du selbst, zum Beispiel zu deinem höheren Selbst.
2. **Innere Ruhe:** Du genießt die Stille in dir, spürst dein kraftvolles Herz und nimmst zehn bewusste Atemzüge. Du beobachtest deinen Atem, ohne ihn verändern zu wollen.
3. **Konkrete Frage:** Du machst dir bewusst, dass du jetzt mit deiner Intuition Kontakt aufnimmst und ihr dein Vertrauen schenkst. Stell dir dann eine konkrete Frage wie: „Was kann ich tun, um …?"
4. **Zurücklehnen:** Sobald du die Frage gestellt hast, lehnst du dich erwartungsfrei innerlich zurück. Du spürst in dir ein Vakuum, in das deine Intuition „hineinfällt".
5. **Empfangen:** Nahezu gleichzeitig startet dein inneres Kino. Du nimmst alle intuitiven Impulse wahr, ohne sie zu bewerten. Hörst du und/oder siehst du etwas? Verändert sich dein Bauchgefühl? Notiere alles als neutrale Beobachterin:

Beginne noch einmal bei Schritt 1, wenn innerhalb der ersten zwei bis drei Sekunden nichts erscheint. Eine Zeitverzögerung von mehreren Sekunden erhöht die Wahrscheinlichkeit, dass deine Gedanken dazwischenfunken. Wiederhole den Prozess so oft, bis du das erste Mal schlagartig etwas wahrnimmst.

6. **Entschlüsseln:** Nun sinnst du den Eindrücken nach. Kannst du die Informationen klar deuten? Was rät dir deine Intuition?
7. **Wiederholen:** Falls du dir mit der Interpretation noch unsicher bist, wiederholst du etwas später den gesamten Prozess.

AUF EINEN BLICK

IN KONTAKT MIT DEINER INTUITION

1. *Dich mit dir selbst verbinden*
2. *Herzenergie wahrnehmen und bewusst atmen*
3. *Dich bewusst für deine Intuition öffnen und eine konkrete Frage stellen*
4. *Erwartungsfrei innerlich zurücklehnen*
5. *Antwort empfangen und Impulse niederschreiben*
6. *Nachsinnen und ins Handeln kommen*
7. *Für mehr Klarheit gegebenenfalls wiederholen*

Aus dem Buch #intuitivesmuttersein
@karima.stockmann_lebensfreude @gu.verlag

“

Und plötzlich

weißt du: Es ist Zeit,

etwas Neues zu beginnen

und dem Zauber des

Anfangs zu vertrauen.

MEISTER ECKHART

An dieser Stelle mag der Eindruck entstehen, dass du recht viel Zeit zum Einschwingen, Fragestellen, Antwortlauschen und Interpretieren brauchst. Vielleicht empfindest du es als unrealistisch, diesen Prozess zu durchlaufen, wenn zum Beispiel dein Kind nach dir schreit und wenig Zeit zum Hineinspüren ist. Dank neuer Gewohnheiten wirst du diesen Prozess jedoch irgendwann nicht mehr benötigen und stattdessen automatisch eine Verbindung zu dir selbst und zu deinem Kind herstellen – nicht immer, aber immer öfter. Du wirst dein Kind rufen hören und schon auf dem Weg zu ihm bei dir selbst einchecken, tief durchatmen und intuitiv nach dem aktuellen Bedürfnis deines Kindes fragen. Schon der Tonfall, wie dein Kind zu dir spricht, sein Gesichtsausdruck oder seine Körperhaltung werden dir dank deiner Spiegelneuronen erste Hinweise auf seine emotionale Lage geben. Im Laufe der Zeit wirst du immer schneller im Einklang mit deiner Intuition reagieren.

Für Situationen, in denen dir nicht viel Zeit zur Verfügung steht, findest du außerdem im letzten Kapitel auf Seite 149 eine alltagstaugliche Kurzform dieses Prozesses. Trainiere jedoch den ausführlichen Prozess wie eben beschrieben, wann immer es dir möglich ist, damit dir deine Intuition immer öfter spontan und unbewusst zur Seite steht.

INTUITIVES BOGENSCHIESSEN

Du kannst intuitive Entscheidungen mit intuitivem Bogenschießen vergleichen, bei dem der Pfeil ohne Visier auf eine Zielscheibe gerichtet und abgeschossen wird. Anfangs brauchst du eine genaue Einweisung darin, wie du optimal stehst, die Spannung im Rücken aufbaust, den Bogen hältst und die Sehne spannst. Jeder Zentimeter deines Körpers wird bewusst ausgerichtet, bevor du die Sehne löst und intuitiv deinen Pfeil in Richtung Zielscheibe abschießt. Möglicherweise triffst du genau in die Mitte oder du verfehlst die Scheibe gänzlich. Mit jedem abgeschossenen Pfeil sammelt dein Gehirn Daten zum Flugverhalten deines Pfeils. Wie wirkt es sich aus, wenn du deine Beinstellung anpasst, deinen Arm höher hältst oder sich die Distanz zur Zielscheibe verändert? Mit etwas Übung dauert es nur wenige Sekunden vom Einnehmen deiner Körperhaltung bis zum zielsicheren Abschuss.

Du darfst darauf vertrauen, dass sich dein „intuitives Datenblatt“ automatisch füllt.

Vor dem ersten Bogenschießen liegt sinnbildlich ein weißes Blatt Papier vor dir – ohne Anhaltspunkte darüber, wie du ins Schwarze triffst. Nach der ersten Einweisung sind schon ein paar Punkte darauf zu sehen, die noch keinen rechten Sinn ergeben, und mit jeder weiteren Einheit entstehen dort viele neue Punkte, die sich miteinander verbinden lassen und ein immer umfassenderes Bild zeichnen. Du erkennst immer deutlicher, was zu tun ist, um mit dem Pfeil intuitiv „genau ins Schwarze" zu treffen. Wenn du einmal die Grundregeln des intuitiven Bogenschießens begriffen hast und beherzigst, wirst du zu einer treffsicheren Bogenschützin, indem du das Abschießen deiner Pfeile viele Male wiederholst – ohne Angst, deine Zielscheibe zu verfehlen.

Sehr ähnlich verhält es sich mit deinem intuitiven Verhalten als Mutter. Du wirst bestimmte Dinge anfangs sehr bewusst machen und dich immer wieder aktiv an praktische Intuitionstricks erinnern. Wenn du dann dein Wissen über die „Grundregeln" regelmäßig auffrischst und neue Rituale zum Trainieren deiner Intuition aktiv in deinen Alltag integrierst, summiert dein „intuitives Datenblatt" all deine Erfahrungen und macht dich immer zielsicherer und selbstbewusster. Bis du irgendwann in deinem natürlichen Muttersein überwiegend intuitiv handelst – ganz automatisch und mühelos. Du wirst durch mehr Selbstfürsorge und dein Intuitionstraining nicht immer tiefenentspannt und gut gelaunt sein. Du wirst jedoch immer seltener dein eigenes Verhalten infrage stellen und eine stärkere Verbindung zu dir selbst sowie zu deinem Kind spüren. Auf diese Weise kannst du aus deiner Mutterrolle Zufriedenheit und Kraft schöpfen, um auch unschöne Ereignisse und anstrengendere Kapitel des Mutterseins leichter zu meistern.

REFLEXION BRINGT ENTWICKLUNG

Die passenden Strategien für herausfordernde Situationen tun sich oft erst retrospektiv auf. Wenn du hingegen sehr gestresst oder emotional aufgewühlt bist, kannst du lediglich auf bewährte Strategien zurückgreifen, die dein Unterbewusstsein in seinem „Notfallrepertoire" bereithält. Der spontane „Weg C" deiner Intuition bleibt dir dann versperrt.

Nimm dir deshalb hin und wieder Zeit, herausfordernde Situationen Revue passieren zu lassen, nachdem sich dein Stresslevel beruhigt hat. Mit der 3-2-1-Fragetechnik stelle ich dir in Kapitel 5 (Seite 146) eine Möglichkeit vor, dies zu dokumentieren. Vielleicht fällt dir aus der Ruhe heraus (Weg A) etwas ein, das du beim nächsten Mal anders machen möchtest.

Es wird jeden Tag, jede Woche, jeden Monat und jedes Jahr leichter werden, über alle drei Wege (A, B, C) intuitiv zu handeln – vor allem bei regelmäßigem Intuitionstraining. Also, bleib dran und gönne dir täglich eine kurze Achtsamkeitsmeditation, ein paar bewusste Atemzüge und verbindende Momente mit deinem Kind – ganz gleich, ob es noch in deinem Bauch ist oder schon in deinem Arm liegt. Die folgenden Kapitel halten dafür viele Ideen bereit.

BLEIBE VERSPIELT

Beginne mit verspielten intuitiven Experimenten und erhöhe nach und nach dein Trainingslevel, bis du auch wichtigere Entscheidungen Hand in Hand mit deiner Intuition triffst. Erwarte anfangs jedoch noch keine „richtigen" Antworten. Sieh es als eine Art Muskeltraining, um deine intuitive Kraft überhaupt erst aufzubauen. Wenn dein „Intuitionsmuskel" trainiert genug ist, wird er dich kraftvoll unterstützen.

Zunächst mal geht es bei solchen intuitiven Experimenten darum, deine verschiedenen Empfangskanäle kennenzulernen und zu beobachten, welche Kanäle bei dir persönlich gerade am verlässlichsten sind oder deutlicher ausgeprägt als andere. Du kannst testen, was sich direkt am Anfang zeigt, wie sich die Antworten verändern, wenn du erneut hineinspürst, und welche Information dann letztlich die „richtige" intuitive Antwort geliefert hat. Außerdem kannst du auch beobachten, welchen Einfluss dein Wohlbefinden auf die Stärke und Aussagekraft deiner Intuition hat. Siehst du beispielsweise völliges Chaos auf deiner inneren Leinwand, wenn du gestresst bist? Hörst du eindeutige, klare Antworten, wenn du kurz zuvor meditiert oder eine Erdungsübung (Kapitel 4, Seite 104) durchgeführt hast?

Die beiden hier vorgestellten Experimente sind Beispiele für einen spielerischen Einstieg. Mit der Zeit werden dir im Alltag sicher weitere Situationen begegnen, in denen du zunächst deine Intuition befragen könntest. Insbesondere dann, wenn du den Impuls verspürst, einem Mitmenschen oder einer Suchmaschine eine Frage stellen zu wollen. Halte immer dann ein paar Sekunden inne, atme bewusst ein und aus und öffne dich innerlich für deine intuitive Weisheit, bevor du im Außen nach der Antwort suchst.

INTUITIVE EXPERIMENTE: NACHRICHTEN-ORAKEL

Schalte auf deinem Smartphone deine Push-Benachrichtigungen für Messenger-Nachrichten (wie WhatsApp, Threema usw.) aus, damit du auf dem Sperrbildschirm keine Vorschau deiner neuen Nachrichten erhältst. Erde dich kurz, zum Beispiel durch ein paar bewusste Atemzüge, bevor du nach einiger Zeit dein Handy zur Hand nimmst. Spüre nach innen. Signalisiert dein Bauchgefühl, dass ungelesene Nachrichten auf dich warten? Wenn ja, frage konkret nach: Wie viele neue Nachrichten habe ich in der Zwischenzeit erhalten? Vielleicht hörst oder siehst du eine Zahl oder weißt es einfach.

Nachdem du die tatsächliche Zahl neuer Nachrichten über dem jeweiligen App-Icon gesehen hast, schließt du deine Augen. Empfange auf einem deiner intuitiven Kanäle eine Info über den/die Absender: Wer hat sich bei mir gemeldet? Siehst du ein Gesicht auf deiner inneren Leinwand, hörst du innerlich einen Namen oder fällt dir eine mit diesem Menschen gemeinsam erlebte Erinnerung ein?

INTUITIVE EXPERIMENTE: FARBENPARADE

Bastle dir ein kleines Trainingsset, mit dem du deine Intuition jederzeit trainieren kannst – allein oder mit Kind. Du brauchst dafür lediglich vier Briefumschläge und vier Pappkartons (bzw. Karten oder Papiere) in unterschiedlichen Farben und in passender Größe. Stecke in jeden Briefumschlag eine Karte. Nimm braune Recycling-Briefumschläge oder ein zusätzliches Blatt, wenn die Farben zu sehr durchschimmern. Verschließe die Umschläge so, dass du sie wieder öffnen kannst.

Nun mischst du deine Briefumschläge und wählst willkürlich einen davon aus, um mit deinen intuitiven Fähigkeiten die entsprechende Farbe wahrzunehmen. Halte den Briefumschlag dafür vor deine Stirn, dein Herz oder deinen Bauch, schließe die Augen und atme bewusst tief ein und aus, so als würdest du dich innerlich für eine intuitive Eingabe frei machen. Erwarte nichts, spüre lediglich deine Offenheit und frage dich: Welche Farbe ist in diesem Briefumschlag?

Nimm dabei wahr, über welchen Kanal deine Intuition mit dir Kontakt aufnehmen möchte. Siehst du innerlich eine Farbe? Hörst du innerlich ihren Namen? Oder siehst du vielleicht Gegenstände in einer bestimmten Farbe oder weißt einfach, um welche Farbe es sich handelt? Wenn sich Farben mischen oder du nur ein buntes Durcheinander wahrnimmst, dann sage dir innerlich „weiß, weiß, weiß" und stell dir deine innere, weiße Kinoleinwand vor. Beginne von Neuem und befreie dich bewusst vom Erwartungsdruck. Dieser kommt aus deinem Kopf und darf jetzt ruhen.

VOM KLEINEN EXPERIMENT ZUR MÜTTERLICHEN INTUITION

Vielleicht fragst du dich jetzt, ob dir solche Spiele wirklich dabei helfen, besser auf die Bedürfnisse deines Kindes einzugehen, wie du dadurch wissen sollst, weshalb dein Kind nachts weint oder welche Lebensmittel dir in der Stillzeit genau die Nährstoffe liefern, die dein Körper und dein Kind brauchen. Das ist nachvollziehbar, doch deine „mütterliche Intuition" kommt in weitaus mehr Bereichen deines Lebens zum Einsatz als nur in deiner Mutterrolle. Genau deshalb kannst du sie auch in allen anderen Lebensbereichen trainieren. Mit jeder Übung öffnest du dich für die Magie der Intuition. Du stärkst deine verschiedenen Wahrnehmungskanäle und Verbindungen und räumst mentale Saboteure aus dem Weg. Deine innere Stimme wird dich immer lauter und selbstsicherer im Alltag begleiten. Deine Entscheidungen und Handlungen in

Bezug auf dein Muttersein werden deine innere Weisheit immer klarer zum Ausdruck bringen.

IM VERTRAUEN TROTZ „UNPERFEKTHEIT“

Gib dein Intuitionstraining und den Glauben an deine intuitiven Fähigkeiten niemals auf. Es lohnt sich, dranzubleiben und zu lernen, sie wieder richtig zu interpretieren und von Gedanken und Emotionen abzugrenzen. Wie wir bereits gesehen haben, beeinflussen die unterschiedlichsten Faktoren dein Verhalten, und viele davon stehen in Konkurrenz zueinander. Dadurch gibt es manchmal nicht den einen „optimalen Weg". Auch in dir selbst können gegensätzliche Werte oder Bedürfnisse in unterschiedliche Richtungen ziehen und dir deine Entscheidungen erschweren. Manche Entscheidungen nähren beispielsweise dein Bedürfnis nach Sicherheit, beschneiden auf der anderen Seite aber dein Freiheitsbedürfnis.

Das Muttersein per se stellt solch ein Paradox dar. Auf der einen Seite möchtest du deine Selbstverwirklichung nicht aufgeben. Denn nur aus einem „starken Ich" erwächst auch eine starke Mutter. Auf der anderen Seite möchtest du alles in deiner Macht Stehende tun, damit dein Kind sich als Mittelpunkt deines Lebens geliebt und geborgen fühlt. Nicht immer lässt sich das optimal miteinander vereinbaren. Genau diese „Unperfektheit" gilt es anzunehmen. Sie ist ebenso Teil des Lebens. Geh mutig dafür los und wachse mit jeder neuen, kniffeligen Situation.

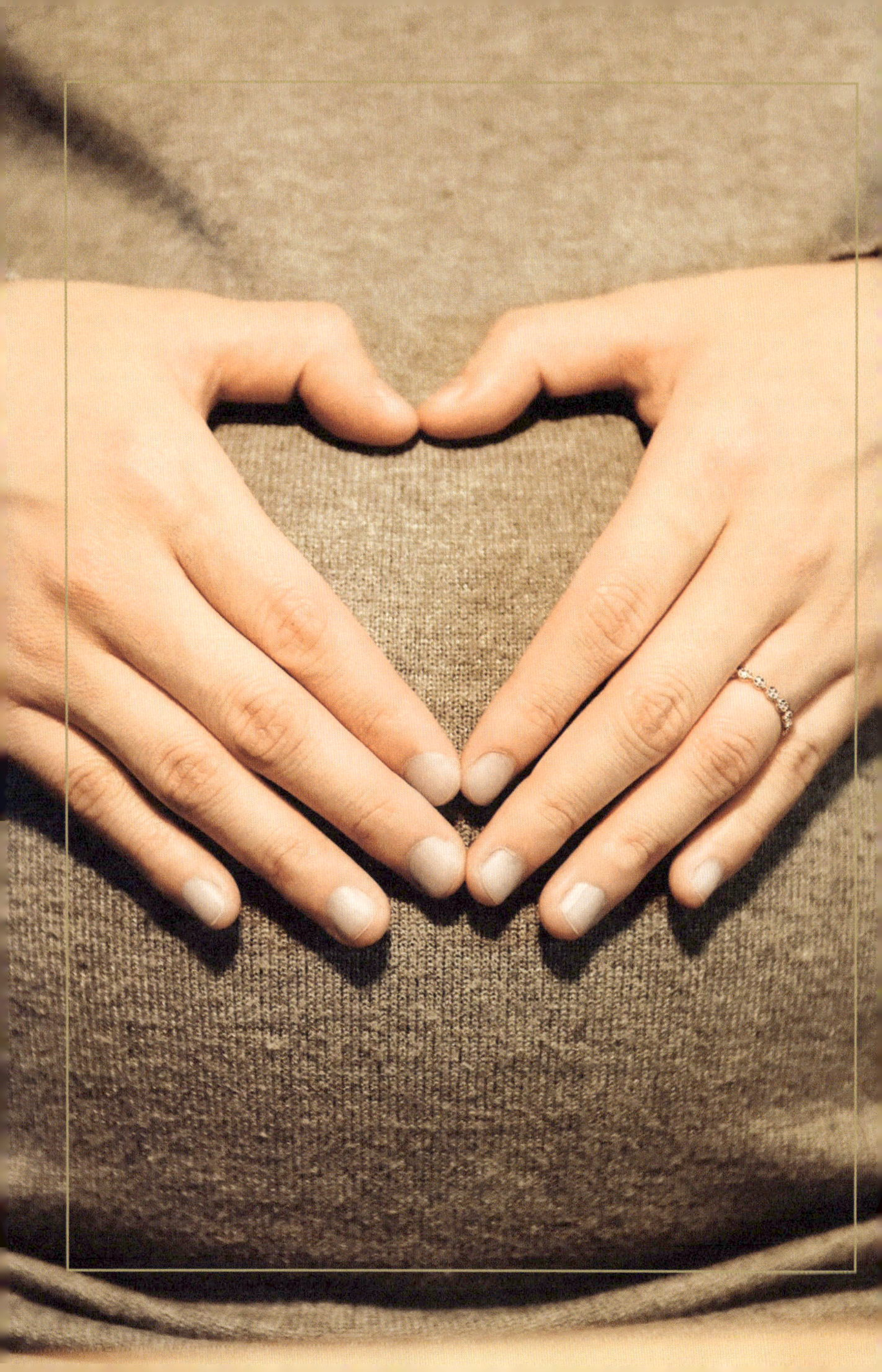

3.
Zauberzutat (Selbst-) Mitgefühl

❝

Erlaube niemandem,
dir dein Strahlen zu nehmen –
auch nicht dir selbst!

Karima

Spätestens seit dem Erfolg von Stefanie Stahls Buch *Das Kind in dir muss Heimat finden* wissen wir, wie viel Einfluss unsere Kindheitserfahrungen auf unser heutiges Wohlbefinden haben. Das Verhalten unserer Eltern und anderer Bezugspersonen prägt uns so nachhaltig, dass herausfordernde Situationen im Hier und Jetzt Erinnerungen an schmerzvolle oder gar traumatische Erlebnisse unserer Kindheit triggern können. Wenn wir emotional stärker auf Zurückweisungen, Kritik oder Rücksichtslosigkeiten reagieren, dann nicht selten, weil wir als Erwachsene eine Wiederholung der schon weit zurückliegenden, ungeheilten emotionalen Belastung erleben – und die damit verbundene kindliche Ohnmacht.

Das Wissen über diese Zusammenhänge hilft immens, um die Eltern-Kind-Beziehung bewusster anzugehen, als die eigenen Eltern und Großeltern das getan haben beziehungsweise tun konnten. Es kann jedoch auch mächtig Druck entstehen, weil uns das die vielen Möglichkeiten, etwas „falsch" zu machen, vor Augen führt. Niemand will wissentlich schuld daran sein, das Unterbewusstsein seines Kindes zu schädigen – durch unbedachte Kritik, überzogene Sicherheitsmaßnahmen oder Vorleben eines unauthentischen Rollenbildes. Fakt ist jedoch, dass Theorie und Praxis zweierlei sind. Das wissen selbst studierte Kinderpsychologinnen, und auch sie hinterlassen nicht nur positive Spuren in den Seelen ihrer Kinder. Wie schon gesagt: Im Verlauf der Schwangerschaft und im Alltag mit Kind lernen wir jeden Tag dazu und wachsen immer mehr in unsere Mutterrolle hinein. Trotzdem werden wir „Fehler" machen und das ist okay so. Sie gehören zum Muttersein, ja zum Leben überhaupt, dazu. Du machst bereits so viel „richtig", wenn du Verantwortung übernimmst für deinen Nachwuchs und dein eigenes Verhalten. Du stehst für die Bedürfnisse deines Kindes / deiner Kinder sowie für deine eigenen ein und gibst dein „Bestes" – so gut, wie es dir zum jeweiligen Zeitpunkt möglich ist. Und ist es nicht letztlich Teil der menschlichen Erfahrung, immer wieder Neues zu erlernen, sich zu entwickeln und die Fülle an Erfahrungen – angenehme wie unangenehme – zu erleben?

LEBENSPERLE

VOM GLÜCK, ICH SELBST ZU SEIN

Tatjana Kopel

An dieser Stelle möchte ich noch einmal eine Mutter zu Wort kommen lassen, die eine besondere Rolle in meinem Leben spielt: Tatjana, eine meiner zwei besten Freundinnen. Seit der dritten Klasse sind wir engste Weggefährtinnen. Dennoch gab es immer wieder Phasen in unserem Leben, in denen jede von uns auf sich selbst zurückgeworfen wurde. Wir durften uns immer wieder neu kennenlernen und voneinander lernen:

Ich werde Mama – wow! Ich sollte also glücklich sein. Aber schon während der Schwangerschaft hatte ich ein mulmiges Gefühl und obendrein keine Ahnung, was da auf mich zukam. Ich hatte weder jüngere Geschwister noch Paare mit Kindern in meinem engeren Freundeskreis. Aber zu einem erfüllten Leben und einer guten Partnerschaft gehören doch schließlich auch Kinder, oder? Zumindest hatte mir das niemand anders vorgelebt. Auch die Gesellschaft und die Werbung priesen dieses Lebensmodell stets als das größte Glück und die Vollendung jeder Ehe an. Keine meiner Freundinnen war zeitgleich mit mir schwanger und mich beschlich immer öfter ein diffuses Gefühl von Angst und Einsamkeit. Ich fieberte dem Ende meiner Schwangerschaft entgegen.

Dann endlich war es so weit: Entgegen meiner Wunschvorstellung wurde die Geburt jedoch künstlich eingeleitet und mein Sohn kam per Kaiserschnitt zur Welt. Ich hatte in dieser Phase meines Lebens gänzlich den Kontakt zu mir und meiner inneren Stimme verloren und war nur noch fremdgesteuert – von der Meinung der Ärzte, anderen Müttern oder veralteten Glaubenssätzen. Diese Fremdbestimmtheit und das Gefühl, nicht mehr ich selbst zu sein, zogen sich auch noch einige Monate nach der Geburt hin. Mein Kind war ein sogenanntes Schreibaby, was alles nur noch schlimmer machte. Ich wurde mit Tipps und gut gemeinten Ratschlägen bombardiert, sodass ich überhaupt nicht mehr wusste, was ich selbst eigentlich wollte und fühlte. Ich ahnte insgeheim, dass mein Sohn nicht einfach nur Bauchschmerzen hatte, sondern hochsensibel war. Ich wurde das Gefühl nicht los, ihn nicht lieben zu können. Ich hatte den Kontakt zu mir selbst verloren und der Hormoncocktail tat sein Übriges. Erst viel später begriff ich, dass ich eine postnatale Depression hatte. Meinen Tiefpunkt erlebte ich bei der Hochzeitsfeier einer Freundin, wo ich die Einzige mit Kind war. Alle feierten, tanzten und lachten und beachteten mich und meinen Sohn so gut wie gar nicht. Ich saß vor dem Haus der Feier und weinte vor Einsamkeit. Eine Handvoll Freunde trösteten mich und hörten mir aufrichtig zu. Nur durch meine Ehrlichkeit und Offenheit konnten mich meine Liebsten verstehen und unterstützen. Doch ich musste erst mutig genug dafür sein. Am Ende war es genau das, was mir ermöglichte, wieder in meine innere Kraft zu kommen und das Glück, einen Sohn zu haben, endlich zu empfangen!

Für mich geht es heute nicht mehr darum, die perfekte Mutterrolle zu spielen, den Schein zu wahren und damit mir selbst untreu zu werden, sondern anderen Müttern, Frauen und meinen Kindern ein authentisches Vorbild zu sein. Ich möchte vorleben, dass Muttersein nicht nur Friede-Freude-Eierkuchen bedeutet und dass es wichtig ist, sich bei Bedarf Unterstützung oder auch professionelle Hilfe zu holen.

Drei Jahre später kam meine Tochter zur Welt, und ich schwor mir, meine innere Stimme nicht mehr zu verleugnen und einiges anders zu machen als bei meinem ersten Kind. Heute lebe ich mit Karima Tür an Tür, unsere Töchter toben gemeinsam im Vorgarten, während wir beide uns austauschen: als Freundinnen, Frauen und Mütter – in guten wie in schlechten Zeiten.

3.1. DU BIST NICHT ALLEIN!

Mit all den eigenen und von außen an uns gestellten Ansprüchen fühlen wir Mütter uns oft überfordert und allein, selbst wenn wir ständig von unserem Kind oder anderen Menschen umgeben sind. Aber sei dir gewiss: Mit solchen Empfindungen und mit all der Anspannung bist du keineswegs allein. Die einen Mütter spüren es weniger, die anderen mehr. Und doch haben so gut wie alle Mütter hierzulande einen inneren Quälgeist, der sie wieder und wieder mit der Frage konfrontiert: *Habe ich wirklich das Zeug dazu, eine gute Mutter zu sein?*

Nur wenige Frauen trauen sich darüber zu sprechen,

... wie schwer das alles ist, so anders als erwartet.

... wie eingeschränkt sie sich in ihrer Freiheit fühlen, wenn plötzlich die Bedürfnisse eines Kindes an erster Stelle stehen.

... wie viel Unsicherheit sie in sich spüren.

... wie beschämend es sich anfühlt, wenn man nicht vor Liebe übersprudelt und vielleicht sogar bereut, überhaupt schwanger/Mutter geworden zu sein.

... wie viele Ängste und Zweifel einen plagen, fast vierundzwanzig Stunden am Tag: Mache ich alles richtig? Geht es meinem Kind gut? Wie stark sind die Schmerzen bei der Geburt? Wird alles gut gehen? Wird mein Körper sich von der Schwangerschaft und der Geburt erholen? Verkraftet das unsere Partnerschaft oder meine berufliche Karriere?

Was du als Schwangere und als junge Mutter unbedingt brauchst, ist Verständnis – vor allem für dich selbst. Bei Jugendlichen scheint es völlig normal zu sein, dass die Pubertät dank eines Hormondurcheinanders und rascher physischer Veränderungen als anstrengender, aber eben vorübergehender Lebensabschnitt akzeptiert wird. Bei einer werdenden oder frischgebackenen Mutter spielen auf vergleichbare Weise die Hormone verrückt: In weniger als einem Jahr transformiert sich ihr Körper und in ihr wächst ein komplett neues Leben heran. Dennoch erwarten alle stets ein freudestrahlendes Gesicht und positive Worte über das große Glück des Familienzuwachses: „Es ist zwar nicht leicht, aber ein Lächeln meines Kindes macht ja sofort wieder alles wett." Nein, das tut es eben manchmal ganz und gar nicht.

Einer Studie der Uniklinik Heidelberg zufolge sind etwa ein Viertel aller Schwangeren im Laufe ihrer Schwangerschaft mit Ängsten konfrontiert und bis zu zwanzig Prozent leiden an einer Depression. Solltest du also in der Schwangerschaft oder während deiner ersten Monate mit Kind unter anhaltenden Ängsten leiden, hast du womöglich mit der Umstellung deiner Hormone zu kämpfen und brauchst Unterstützung.

Wenn du jeden Tag überwiegend als Belastung empfindest, du dein Kind nicht mehr richtig versorgen kannst oder andere schwerwiegende „Babyblues-Symptome" bei dir auftreten, solltest du dir unbedingt medizinischen Rat holen. Experten haben Antworten auf deine wichtigen Fragen.

Die Gehirnwissenschaft hat festgestellt, dass der Mensch seine Grübelgedanken formulieren muss, um sie leichter zu verarbeiten. Spuken sie lediglich unsortiert im Kopf herum, ohne dass sie je ausgedrückt werden, gleicht dein Verstand einem Luftballon, in den mehr und mehr Luft gepustet wird, obwohl er schon zu platzen droht. Diese mentale Anspannung wirkt sich über kurz oder lang ungünstig auf deine Lebensqualität aus. Wenn du dir hingegen die Zeit nimmst, durch ein gezieltes Gespräch – nicht durch Dauernörgeln –

Druck abzulassen, kann sich dein gesamtes Nervensystem entspannen. Behalte also deine Sorgen nicht für dich.

Tausche dich mit anderen Schwangeren und Müttern aus, vielleicht bei einem gemeinsamen Spaziergang nach dem Geburtsvorbereitungskurs oder deiner Rückbildungsgymnastik. In Kursen wie diesen kannst du oft auf intuitive Weise Gleichgesinnte finden. Sprich auch mit anderen über deine Sorgen – mit deiner Hebamme, deinem Ärzteteam, deiner besten Freundin. Oder rufe ein Sorgentelefon an. Am Ende des Buches findest du unter „Schnelle Hilfe" die entsprechenden Telefonnummern.

Eine gute Freundin oder eine Sorgentelefon-Mitarbeiterin können dir eine wertvolle Stütze sein, selbst wenn sie keine Erfahrung im Muttersein haben. Sie können dir einen geschützten Raum geben, um über deine Sorgen zu sprechen und um die Schwere gemeinsam zu tragen. Sie können mit einem mitfühlenden Herz deine Sorgen willkommen heißen und dir dadurch vermitteln, dass es okay ist, zu fühlen, was du fühlst.

Darüber hinaus stimuliert bewusstes, langsames Ausatmen einen wichtigen „Entspannungsnerv" in deinem Körper, den sogenannten Parasympathikus. Wird er aktiviert, reduzieren sich Stresshormone wie Adrenalin und Cortisol im Blut. Dies hilft nicht nur bei Sorgen. Auch bei Nervosität vor der Geburt, bei Wutanfällen des Kindes oder Auseinandersetzungen mit Mitmenschen unterstützt dich bewusstes Atmen, deinen Stresslevel zu senken und somit gelassener zu bleiben.

Und die beste Nebenwirkung überhaupt:

Je weniger dein Geist mit Sorgen angefüllt ist, desto mehr Raum entsteht, in dem sich deine Intuition entfalten und deutlicher von dir wahrgenommen werden kann.

Mit der nachfolgenden kompakten Atemübung kannst du die Luft aus deinem „Sorgen-Luftballon" abatmen und zugleich deine Intuition stärken.

ÜBUNG: MIT JEDEM ATEMZUG BEFREITER

Um die Luft aus deinem Sorgen-Luftballon abzuatmen, atmest du etwa vier Sekunden lang tief durch die Nase ein und dann sechs bis acht Sekunden lang durch die Nase aus. Atme also länger aus als ein. Je mehr bewusste Atemzüge, desto größer und nachhaltiger ist der Effekt.

AUF EINEN BLICK

STRESS ABATMEN

1. *Tief einatmen: 4 Sekunden lang*
2. *Langsam ausatmen: 6 bis 8 Sekunden lang*
3. *Das Ganze beliebig oft wiederholen*

Aus dem Buch #intuitivesmuttersein
@karima.stockmann_lebensfreude @gu.verlag

3.2. MITGEFÜHL VERBINDET UNS

Im Leben eines jeden Menschen gesellen sich Schmerz, Frust und Verlust zu Freude, Glücksgefühl und Neuanfang. Wir alle erleben unsere persönlichen Herausforderungen: heute, morgen, übermorgen. Also begegne dir und deinen Mitmenschen mit Mitgefühl. Denn Mitgefühl verbindet uns – mit uns selbst und der Welt. Es nimmt uns in den Arm und erlaubt uns, traurig, eingeschüchtert, beschämt oder einfach ratlos zu sein. Selbstmitgefühl schimpft nicht, es tröstet.

Das Stresssystem deines Kindes beruhigt sich und produziert Wohlfühlhormone, wenn dein Kind Wärme, sanfte Berührungen oder eine liebevolle Stimme wahrnimmt. Mache dir diesen Effekt zunutze, indem du dir selbst in fordernden Situationen diese tröstende Fürsorge schenkst.

KÖRPERÜBUNG FÜR MEHR SELBSTMITGEFÜHL

Schritt 1: Atme bewusst und tief ein, spüre in deinen Körper und benenne deine emotionale Empfindung, zum Beispiel: „Ich fühle mich traurig."

Schritt 2 (wähle aus oder kombiniere):

- Lege deine Hände auf dein Herz oder deinen Bauch.
- Streiche dein Gesicht fünfmal aus.
- Umarme dich selbst und wiege dich sanft hin und her.
- Creme deinen ganzen Körper nach einem genussvollen Bad oder einer harmonisierenden Dusche selbstfürsorglich und liebevoll ein.
- Summe dein Lieblingslied.

3.3. DAS GEDANKENKARUSSELL STOPPEN

Dein Verstand denkt, analysiert oder bewertet fast ununterbrochen und tritt dabei in Konkurrenz zu deiner Herzstimme. Doch weshalb ist dein Kopf so voll von Zweifeln, Sorgen und Ängsten? Und wie lässt sich das ewige Grübeln stoppen?

Es liegt in der menschlichen Natur, nach „Negativem" Ausschau zu halten. Für die Urmenschen hing davon das eigene Überleben ab: „Achtung, das Feuer geht gleich aus!" Oder: „Vorsicht, ich habe ein gefährliches Knurren gehört!". Auf die Gefahr hin wurde direkt gehandelt und das Problem beseitigt. Damit hatte sich die Angelegenheit meist erledigt.

Heute befindest du dich deutlich seltener in (lebens-)bedrohlichen Situationen. Dein Gehirn schlägt jedoch immer noch häufig Alarm, zum Beispiel bei Zeitdruck, wenn dein Schlüssel unauffindbar ist oder plötzlich die Telefonnummer des Kindergartens auf dem Handydisplay erscheint. Zudem bleibt dein Kopf immer wieder in gedanklichen Dauerschleifen hängen – pro Tag beschäftigen uns ungefähr 60.000 bis 80.000 Gedanken. Dies hat nicht nur eine überlagerte Intuition zur Folge. Bestimmte Gedanken haben das Potenzial, eine Kaskade an unangenehmen Emotionen, Körperempfindungen und weiteren Gedanken nach sich zu ziehen.

Wenn du wachsamer für diese Gedanken wirst, lässt du dich nicht mehr unbewusst von ihnen beherrschen, ängstigen oder ausbremsen. Du kannst deinen mentalen Drehschwindel beenden, indem du aus deinem Gedankenkarussell aussteigst und es beobachtest. Von „hier draußen" kannst du die manchmal viel zu laute, nervenaufreibende Jahrmarktmusik deines Karussells leiser drehen oder gänzlich stoppen. Du wirst innerlich ruhiger und gewährst deiner Intuition wieder den Vortritt.

Nimm dir einen Moment Zeit für dich, wann immer du dich unwohl fühlst. Finde heraus, ob hinter deinem Unbehagen ein bestimmter Gedanke steckt. Die Wahrscheinlichkeit ist hoch, wenn du dabei feststellst, dass du …

… dich mit anderen vergleichst.
… dich selbst abwertest oder kritisierst.
… an deinen Fähigkeiten zweifelst.
… darüber nachdenkst, was andere über dich denken.
… gedanklich in Zukunftssorgen oder Vergangenem festhängst.
… dir einredest, absolut nichts an einer herausfordernden Situation ändern zu können.

"

Unser Leben ist das Produkt unserer Gedanken.

MARK AUREL

SELBSTREFLEXION

In Anlehnung an *The Work* von Byron Katie

Wie lautet ein häufiger Gedanke, der unangenehme Emotionen in dir auslöst? Zum Beispiel: *Ich bin so was von unfähig als Mutter. Alle anderen bekommen das besser hin als ich.*

Frage dich dann: Ist dieser Gedanke wahr? Kann ich mit hundertprozentiger Wahrscheinlichkeit sagen, dass ich mit diesem Gedanken recht habe?

☐ ja ☐ nein

Hilft mir dieser Gedanke? Löst er mein Problem?

☐ ja ☐ nein

Wenn du ein- oder zweimal mit „Nein" geantwortet hast, frage dich zudem: Lässt sich dieser Gedanke durch einen anderen Gedanken ersetzen, der sich besser anfühlt? Zum Beispiel: *Ich gebe mein Bestes und liebe mein Kind, auch wenn ich …*

Ergänzend zu dieser Selbstreflexion kannst du anhand eines kleinen Experiments herausfinden, wie bedrohlich oder real deine Gedanken wirklich sind.

EXPERIMENT

Fasse einen der Gedanken, die dich gerade ängstigen oder stressen, in einem Satz zusammen:

____

____

____

Sage den Satz zunächst dreimal hintereinander laut auf: Wie fühlst du dich?

Nun singe deinen Satz zu der Melodie eines Kinderliedes, zum Beispiel „Hopp, hopp, hopp – Pferdchen lauf Galopp" oder „Alle meine Entchen": Wie fühlst du dich jetzt?

Mit der nachfolgenden Übung kannst du den Prozess fortsetzen und deinen Gedanken noch genauer auf den Grund gehen. Du wirst schon beim ersten Durchgang Erleichterung spüren, weil du deine sorgenvollen Gedanken in Worte fasst. Das entlastet dein Gehirn. Handschriftliches Schreiben und ein anhaltender Schreibfluss sind bei dieser Übung essenziell. Du kannst spannende Erkenntnisse über dich selbst sammeln und dich vielleicht selbst überraschen – sei gespannt!

ÜBUNG: LASS DEN SORGENDAMM BRECHEN

1. Setze dich mit Stift und Papier an einen Ort, an dem du mindestens zehn Minuten lang ungestört bist.
2. Stell dir einen Wecker auf zehn Minuten und beginne, ohne darüber nachzudenken, sofort zu schreiben. Fasse alles in Worte, was dir gerade durch den Kopf geht. Es kommt nicht auf korrekte Formulierungen oder ganze Sätze an. Notiere lediglich jeden Gedanken, der auftaucht – auch einzelne Worte, die gerade keinen Sinn für dich ergeben.
3. Behalte diesen Schreibfluss bei, bis dein Wecker klingelt. Stell dir dabei vor, wie in dir ein Damm bricht und nun nichts mehr zurückgehalten wird. Dein Stift schreibt und schreibt. Du lässt alles ungebremst herausfließen. Wenn dir nichts mehr einfällt, schreibe etwas wie: „Ich weiß gerade nicht, was ich schreiben soll." Du wirst sehen, es wird wieder ein neuer Gedanke auftauchen und noch einer …
4. Sobald dein Wecker klingelt, schreibst du noch deinen letzten Gedanken zu Ende und legst dann Blatt und Papier zur Seite, ohne das Geschriebene durchzulesen.
5. Am nächsten Tag gehst du deine Notizen an einem ungestörten Ort eine nach der anderen durch. Denke über jeden zusammenhängenden Textabschnitt kurz nach und notiere auf einem zweiten Blatt, was dir spontan zu dem Geschriebenen einfällt. Du begibst dich dadurch in die Beobachterrolle, distanzierst dich von deinen Gedanken und siehst sie mit den Augen einer unbeteiligten, neutralen Person. Wenn du zum Beispiel etwas notiert hast wie: „Ich mache mir Sorgen über dieses Ziehen im rechten Unterbauch. Ich habe Angst, es könnte etwas Ernstes sein." Dann könnte der Gedanke dazu wie folgt aussehen: „Ich sollte lieber aufhören, im Internet nach Ursachen zu suchen, und endlich meinen Arzt anrufen."

6. Zwei oder drei Tage später gehst du auf dieselbe Weise dein Beobachterblatt durch und schreibst auf ein drittes Blatt, was du über deine „Beobachtergedanken" denkst. Damit wirst du zur Beobachterin der Beobachterin.
7. Überprüfe am Ende, ob und wie sehr dich deine ersten Sorgengedanken auf Blatt 1 noch aufwühlen.

LEBENSPERLE

MITGEFÜHL IST MEINE VERBÜNDETE

Es war das Jahr 2017. Meine Tochter nahm im Januar ihren ersten Atemzug, meine große Schwester im Sommer ihren letzten. Zwischen dem wundervollsten und dem schrecklichsten Moment meines Lebens lagen nur viereinhalb Monate. Das verursachte in mir ein nie da gewesenes Gefühlschaos. Lähmende Trauer, gepaart mit kräftezehrendem Selbstmitleid und tiefstem Mitgefühl für alle Betroffenen, legte sich wie ein dunkler Schleier über mein Babyglück. Ich hatte Angst, nicht allen gerecht zu werden: weder meinem freudestrahlenden Kind noch meinen trauernden Neffen und Eltern. Zusätzlich versuchte ich, mit Müh und Not ein berufliches Projekt zum Abschluss zu bringen, um auch dort niemanden hängen zu lassen. Alle erhielten teils liebevolle, teils pflichtbewusste Aufmerksamkeit von mir – alle außer mir. Ich schob meine eigene Trauer ruppig zur Seite, um zu „funktionieren".

Nach dem ersten Schock begann mein Nervensystem sich zu beruhigen. Ich rief mir all das in Erinnerung, was mich das Leben bis dahin gelehrt hatte und was ich selbst als Lebensfreude-Stifterin an meine Mitmenschen weitergab. Ich wendete mich fürsorglich mir selbst zu und fragte mich, wie eine gute Freundin, ob es richtig war, mich selbst und meine Bedürfnisse so zu vernachlässigen. Gäbe es trotz der ganz unterschiedlichen Rollen als Mutter, Tochter, Tante und Geschäftspartnerin Möglichkeiten, wieder auf meine eigenen Bedürfnisse Rücksicht zu nehmen und daraus Kraft zu schöpfen?

Da war sie plötzlich – meine Verbündete namens Selbstmitgefühl! Sie nahm mich an die Hand und führte mich auf einen Weg der Heilung. Sie gab mir die Erlaubnis, meiner eigenen Trauer Raum zu geben, Dinge liegen zu lassen, Anrufe und Treffen abzusagen. Ich erlaubte mir selbstmitfühlend, die emotionale Erschöpfung und Schwere in mir zu spüren, anstatt alles wie bisher verantwortungsvoll zu meistern. Ich ließ die Trauer „ihren Job machen". Indem ich die Tränen ungehindert herausfließen ließ, machte ich Platz in mir für wahre Glücksmomente mit meiner kleinen Tochter. Trauer und Glück konnten auf einmal Hand in Hand gehen.

Durch Selbstmitgefühl brachte ich nicht nur meinen inneren Antreiber zum Schweigen. Ich erkannte auch, dass ich in die Falle des Selbstmitleids getreten war. Das Gefühl, mehr Pech als alle anderen zu haben, stand meiner Trauerbewältigung im Weg. „Warum passiert ausgerechnet meiner Familie so etwas?" Oder: „Alle anderen Mütter dürfen eine heile Elternzeit mit ihrem Baby genießen, nur ich nicht!" Gedanken wie diese verstärkten mein Leid, weil ich mich auf gewisse Weise vom Leben bestraft fühlte und meinen eigenen Schmerz überbewertete. Dadurch trennte ich mich von meinen Mitmenschen und somit von der Gemeinschaft ab.

Ich durchbrach diese emotionale Abwärtsspirale, als ich meinen Widerstand dagegen aufgab und aufhörte, meine Lebenssituation in Relation zu anderen zu setzen. Ich konzentrierte mich wieder auf mich selbst, auf meine eigenen Tränen, auf meine eigenen Emotionen. Ich sagte „Ja" zu diesen Empfindungen und ließ mich von der Erkenntnis trösten, dass ich eben ganz und gar nicht allein mit meinem Schmerz war.

3.4. DEINE STRESSAMPEL IM BLICK

Deine Intuition kann nur schwer zu dir durchdringen, wenn der Stresslevel in deinem Körper stark erhöht ist. Durch Stress schneidest du dich vom Erleben deines Kindes oder anderer Mitmenschen ab und bist auf gewisse Weise nicht mehr du selbst. Ein Mix aus Stresshormonen kann deine Intuition sogar komplett blockieren und dich in den „Überlebensmodus" versetzen. Dein Autopilot schaltet dann auf Kampf, Flucht, Erstarren oder du aktivierst den sogenannten *Tend-and-befriend*-Modus, ein Untertauchen in einer Gruppe, bei dem du deine Autonomie aufgibst und vielleicht Entscheidungen triffst, die du hinterher bereust und gern ungeschehen machen würdest.

Gewöhne dir deshalb an, deinen Stresslevel regelmäßig zu überprüfen. Dabei kann dir das Bild der Stressampel helfen: Beim Auftreten von körperlichen Symptomen hat sie bereits von Gelb auf Rot umgeschaltet. Zum Beispiel bei:

- Herzrasen
- Druck auf der Brust
- Kopfschmerzen
- Hitze im Kopf
- Magenschmerzen
- Kurzatmigkeit

Auf Grün steht deine innere Ampel, wenn du entspannt, empathisch und in Kontakt mit dir selbst, deinem Kind oder anderen Mitmenschen bist. In diesem Zustand bist du empfänglich für intuitives Wissen, das dir dabei hilft, Situationen einigermaßen gelassen zu meistern, ohne dass es am Ende Streit, knallende Türen oder Tränen gibt. Dir fallen dann passende Worte und Lösungswege ein, auf die du bei Rot und eventuell schon bei Gelb nicht gekommen wärst.

Stellst du beim Überprüfen deiner Stressampel fest, nicht mehr im grünen Bereich zu sein, besteht Handlungsbedarf. Gehst du nämlich beispielsweise im gelben Bereich ins Gespräch mit deinem Kind, reicht oft schon ein freches Wort, um das Fass zum Überlaufen zu bringen und die Situation nicht mehr konstruktiv oder intuitiv lösen zu können.

Eine Möglichkeit, Stress – zumindest teilweise – schon in zwei Minuten „abzuatmen", hast du mit der Übung auf Seite 77 bereits kennengelernt. Eine andere Variante ist, aus der jeweiligen Situation „auszusteigen". Neurowissenschaftlichen Erkenntnissen zufolge genügen neunzig Sekunden, in denen du deinen Ärger oder deine Wut nicht weiter anfachst, um eine deutliche Reduzierung deiner Stresshormone zu erreichen. Das kann zum Beispiel durch eine kurze Auszeit gelingen, in der du den Raum verlässt, auf Toilette gehst oder ein Glas Wasser trinkst. Atme währenddessen bewusst durch und verlasse so auch den roten oder gelben Bereich. Von einem solchen „Umschalten" deiner Stressampel kann die Mutter-Kind-Beziehung ebenso wie andere Beziehungen deutlich profitieren.

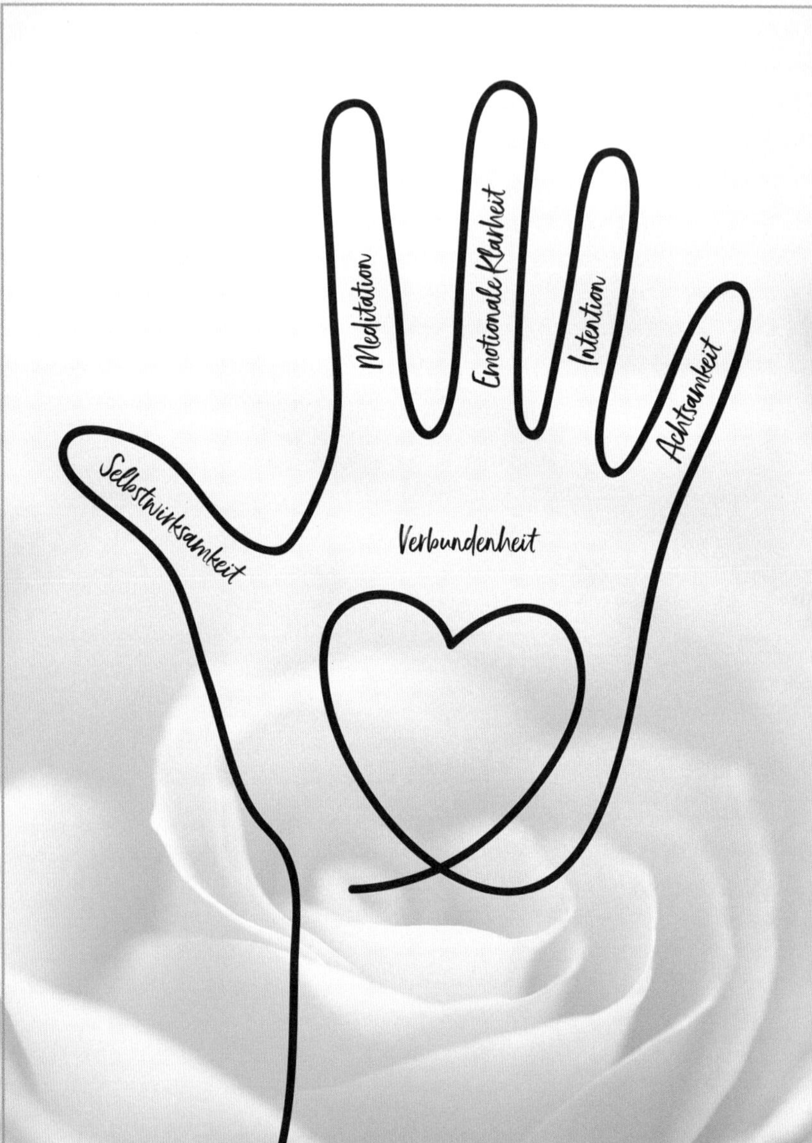
Selbstwirksamkeit
Meditation
Emotionale Klarheit
Intention
Achtsamkeit
Verbundenheit

4.
Auf dem Weg zur intuitiven Mutter

“

Aus einer starken Verbindung zu dir selbst erwächst eine starke Verbindung zu deinem Kind.

Karima

Schon allein durch den Entschluss, von nun an mehr auf deine Intuition zu achten, wirst du wachsamer für deine innere Stimme. Du kannst deine Intuition zudem gezielt stärken, damit sie sich wie eine zarte Rosenknospe zu einer prächtig blühenden Rose entwickelt. Eine Pflanze, die dazu bereit ist, alles in sich aufzunehmen, was sie braucht, um zu ihrer wahren Größe heranzuwachsen: lichtvollen Sonnenschein, erfrischenden Regen, nährstoffreiche Erde, frischen Sauerstoff. All dies steht repräsentativ für die verschiedenen Wissens- und Weisheitsquellen deiner Intuition.

Ein Gärtner, der sich fürsorglich um seine Blumen kümmert, arbeitet gewissenhaft mit seinen Händen. Und so soll dich auch deine Hand beim Stärkungsprozess deiner Intuition unterstützen. Deine Handfläche und jeder einzelne Finger erinnern dich ab heute an die „Rosenpflege". Jedes der nachfolgenden Unterkapitel entspricht dabei einem speziellen Bereich dieser selbstfürsorglichen Schulung deiner Intuition:

1. Verbundenheit (Handfläche)
2. Selbstwirksamkeit (Daumen)
3. Meditation (Zeigefinger)
4. Emotionale Klarheit (Mittelfinger)
5. Intention (Ringfinger)
6. Achtsamkeit (kleiner Finger)

ES LIEGT IN DEINER HAND

Lege deine Hand auf ein weißes oder farbiges Blatt Papier und zeichne mit einem dicken Stift ihren Umriss nach. Beim Lesen der Unterkapitel notierst du in deiner Handfläche und in jedem Finger ein Schlagwort, das für dich einen möglichst guten Anker zum Gelesenen setzt.
Jedes Schlagwort ergänzt du mit einer Übung, mit der du aktuell trainieren möchtest. Hänge dieses Blatt an einem Ort auf, an dem du dich oft aufhältst. So verlierst du dein Intuitionstraining und Selbstfürsorgeprogramm nicht so schnell aus dem Blick, wenn andere Aufgaben Zeit und Aufmerksamkeit fordern.

Sobald du im Alltag dein Handbild entdeckst oder bewusst deine Hände betrachtest, erinnerst du dich an dein Fürsorgeprogramm, das Handfläche und Finger symbolisieren. Irgendwann werden sich durch die Übungen neue Gewohnheiten etablieren, an die du nicht mehr aktiv denken musst. Deine Intuition wird immer deutlicher mit dir kommunizieren. Du wirst ihr zunehmend mehr Vertrauen schenken und öfter unbewusst deinen intuitiven Impulsen folgen. Bis es jedoch so weit ist, unterstützt du dich selbst mit Erinnerungshilfen und trägst auch gezielt Übungseinheiten in deinen Terminkalender ein. Schon fünfminütige Auszeiten machen einen großen Unterschied, wenn du sie dir regelmäßig gönnst – sie reduzieren das wild wuchernde Unkraut, das ansonsten das Wachstum deiner schönen Rosenpflanze hemmt.

“

Über die Brücke
der Verbundenheit
findet die intuitive
Weisheit ihren
Weg zu dir.

KARIMA

4.1. VERBUNDENHEIT: *Handfläche*

Deine Handfläche symbolisiert die Basis für alle weiteren Schritte hin zu mehr Intuition, nämlich „Verbundenheit" – Verbundenheit mit dir, deinem Kind und der Welt. Die einzelnen Finger können nur durch die Kraft der Verbundenheit ihr wahres Potenzial entfalten. Wären deine Finger unterschiedliche Menschen, würde sich der ein oder andere manchmal etwas klein und unscheinbar fühlen. Gerade der kleine Finger würde beispielsweise in die Falle des Vergleichens tappen und sagen: „Ich komme mir so klein, schwach und unnütz vor im Vergleich zum starken Daumen und allen anderen längeren Fingern." Er übersieht dabei jedoch, dass er genau wie alle anderen ein Teil dieser kraftvollen Hand ist. Im Team mit allen Fingern ist eine Hand als Ganzes deutlich vielseitiger und wirkungsvoller als jeder einzelne Finger für sich.

Viele Menschen neigen auch im echten Leben dazu, sich zu vergleichen, zurückzuziehen und sich kleiner zu machen, als sie sind. Deine Handfläche inspiriert dich deshalb ab heute, dich selbst als Teil einer größeren Einheit wahrzunehmen, dich bewusst mit dem großen Ganzen zu verbinden und diese Verbindung regelmäßig zu pflegen. So wirst du dich verbundener fühlen – mit deinem Kind, dir selbst und all der Weisheit, in dir und um dich herum. Alles scheint plötzlich nahbarer zu sein.

Erinnerst du dich noch? Deine Intuition speist sich aus vielen verschiedenen Kanälen, aus angelesenem Wissen, gesammelten Erfahrungen, deiner Empathie und vielem mehr. Auf das meiste Wissen hast du rational keinen Zugriff, da es entweder außerhalb deines Verstandes liegt oder in den Tiefen deines Unterbewusstseins schön sortiert abgelegt ist und dort ordentlich verstaubt. Doch du kannst den Staub wegpusten und deine innere Weisheit wieder offenlegen, wenn du dich wie der beschriebene Flaschengeist in der „Aladdin-Übung" (Seite 49) aus der Isolation der „Wunderlampe" befreist. Dadurch lösen sich die Grenzen auf zwischen deinem Ich-Bewusstsein und allem, was dich umgibt. Dies stärkt deine intuitiven Fähigkeiten und die intuitive Weisheit findet über die Brücke der Verbundenheit ihren Weg zu dir.

Verbundenheit nährt das essenzielle Grundbedürfnis nach Zugehörigkeit.

Wir alle sehnen uns nach Verbundenheit und Zugehörigkeit und haben diesen Zustand als ungeborenes Kind in der allumfassenden Geborgenheit des Mutterleibes bereits auf einzigartige und symbiotische Weise erfahren. Das Glück der Zugehörigkeit kann dir jedoch auch unabhängig von anderen Menschen zuteilwerden. In diesem Kapitel findest du Übungen, mit denen du in dir selbst eine Quelle der Geborgenheit und Zufriedenheit finden kannst.

IN VERBINDUNG ZU DEINEM KIND

Die Anforderungen des Alltags zerren oft immens an dem engen, naturgegebenen Band zwischen Mutter und Kind. Umso wichtiger ist es deshalb, die Verbindung zu deinem Kind jeden Tag bewusst zu stärken. Dies kannst du zum Beispiel über Körper- und vor allem über Hautkontakt fördern, weil durch Berührungen das Bindungshormon Oxytocin ausgeschüttet wird. Auch eine Umarmung, die länger als zehn Sekunden dauert, und ein Blickkontakt, der länger als sechs Sekunden gehalten wird, regen die Ausschüttung dieses Wohlfühlhormons an. Je jünger ein Kind ist, desto größer ist sein Bedürfnis nach körperlicher Nähe. Diese Nähe ist für Kinder ebenso essenziell wie Essen und Trinken.

Dein Kind hat einen inneren Nähetank, der im Laufe des Tages immer leerer wird. In stressvollen Momenten leert sich der Tank schneller, zum Beispiel, weil sich dein Kind wehgetan hat, es dich sehr vermisst oder Kummer mit einem Spielgefährten hat. Dein Kind „fährt irgendwann auf Reserve", wenn nicht rechtzeitig aufgetankt wird. Deshalb sollte der Tank gerade nach schwierigen Situationen bewusst wieder aufgefüllt werden. Du musst dich dafür nicht gleich eine halbe Stunde gemeinsam mit deinem Kind und ein paar Büchern in eine selbst gebaute Kuschelhöhle verkriechen – auch wenn das eine schöne Möglichkeit wäre. Sorge einfach für viele, kleine Zapfsäulen, an denen dein Kind über den Tag verteilt immer wieder ausreichend Nähe und somit Kraft für all die kleinen und großen Abenteuer des Alltags tanken kann.

„ICH SEHE DICH" HEISST:

- *Ungefragt für dein Kind da sein.*
- *Das Wesen deines Kindes wahrnehmen und es aufmerksam beobachten, ohne es zu bewerten.*
- *Deinem Kind zuhören, ohne es zu verbessern oder zu maßregeln.*
- *An seinem Leben bewusst teilhaben, ohne sich einzumischen.*
- *Dich an seiner reinen Präsenz erfreuen, ohne dass es etwas leistet oder gut macht.*
- *Dich ihm zuwenden, ohne dabei abgelenkt oder in Gedanken woanders zu sein.*
- *Es deine Liebe spüren lassen über deine Gedanken, Worte und Taten, selbst wenn ihr voneinander getrennt seid.*

GESEHEN WERDEN

Nicht nur die körperliche Nähe ist eine Möglichkeit aufzutanken. Ganz gleich, wie alt dein Kind ist – frisch geboren, ein paar Monate, acht oder achtzehn –, eine der wichtigsten Quellen zum Näheauftanken und somit eines der größten Geschenke, welches du deinem Kind als Mutter machen kannst, ist ein „Ich sehe dich". Die Übersicht auf der vorherigen Seite zeigt dir genauer, was das heißt.

Eine starke Verbindung zu deinem Kind ist für das intuitive Muttersein natürlich essenziell, denn dein Familienalltag ist geprägt von endlos vielen Fragen rund um dein Kind: Ist dein Baby wirklich satt geworden? Warum schreit es nachts, obwohl es gerade getrunken hat und die Windel frisch gewechselt ist? Weshalb fängt dein Vierjähriges plötzlich an, dich zu hauen oder nachts wieder einzunässen? Wie kannst du dein Kleinkind in seinen motorischen oder sprachlichen Fähigkeiten fördern, ohne es zu überfordern?

In deinem angeeigneten Verstandeswissen oder einem Ratgeber findest du dazu sicherlich Antworten und wertvolle Ideen. Sie passen jedoch nicht pauschal zu jedem Kind und jeder Mutter. Denn ob ein Ratschlag für dich und dein Kind tatsächlich sinnvoll ist oder nicht, entscheidet vor allem der „innere Gemüts- und Gesundheitszustand" *deines* Kindes. Könnte dein Kind seine körperlichen, seelischen und geistigen Bedürfnisse und Befindlichkeiten in Worte fassen, wären viele Entscheidungen oder Situationen sicher einfacher. Doch nicht einmal ein rhetorisch versierter Erwachsener, der seinen Körper gut kennt, sich mit dem Thema Persönlichkeitsentwicklung befasst hat und Therapie- oder Coaching-Erfahrung mitbringt, kann immer genau sagen und ausdrücken, was er braucht, und im Bereich des Möglichen danach handeln.

Erinnere dich also daran, dass es niemals die eine perfekte Pauschallösung für alle Familien geben kann. Dein Kind trägt eine immense Weisheit in sich, die es nur einfach noch nicht formulieren kann.

Du wirst selten auf zufriedenstellende Lösungen stoßen, wenn du nur „außerhalb deines Kindes“ nach ihnen suchst.

Sobald du die Verbindung zu deinem Kind stärkst, bekommst du wie durch ein Guckloch auch Einblick in seine innere Wissensbibliothek. Wenn ihr auf diese Weise eure intuitiven Fähigkeiten bündelt, erhältst du in dir die Antwort, die für euch beide zum aktuellen Zeitpunkt die stimmigste ist.

Hier sind fünf Möglichkeiten, wie du im turbulenten Familienalltag die Verbindung zu deinem Kind und damit deine mütterliche Intuition stärken kannst.

RITUALE FÜR EINE STARKE MUTTER-KIND-VERBINDUNG

1. LEUCHTTURM SEIN: VON HERZ ZU HERZ

Die meisten Menschen spüren die Liebe zu ihrem Kind in der Nähe ihres physischen Herzens. Doch sie ist viel allumfassender und für dein Kind wie ein Leuchtturm, der ihm Orientierung und Sicherheit gibt. Wenn du ihm deine bewusste Aufmerksamkeit schenkst, scheint das Licht deines Leuchtturms direkt in sein Herz und erhellt es. Du kannst das Licht auch bewusst heller drehen, um mehr Facetten deines Kindes wahrzunehmen – auch die, die sonst im Dunkeln verborgen sind.

Mache dir immer wieder die Liebe zu deinem Kind bewusst. Versuche, dieses Gefühl ganz bewusst in deinem Herzzentrum zu spüren, und richte deinen „Scheinwerfer der

Liebe" auf dein Kind. Schaue und höre ihm voller Aufmerksamkeit zu, ohne in sein Tun oder Reden einzugreifen. Keine Bemerkungen, kein Lob, keine Rückfragen – einfach nur da sein und wahrnehmen, wie sich dein Kind gerade fühlt. Schon als Säugling genießt es dein Kind, wenn es von dir beobachtet wird – beim Spiel mit dem Mobile oder mit den eigenen Füßen. Im Scheinwerferlicht deiner Liebe zu stehen, erhellt im wahrsten Sinne des Wortes seinen Tag und verbindet euch.

2. HERZHÄNDE

Wenn du aus beruflichen oder privaten Gründen ein paar Tage von deinem Kind getrennt sein wirst, ihm die Eingewöhnung im Kindergarten schwerfällt oder schon ein paar Stunden ohne dich eine Herausforderung darstellen, kannst du Folgendes versuchen: Male dir selbst und deinem Kind mit einem hautfreundlichen Stift ein Herz aufs Handgelenk (dort wird es beim Händewaschen nicht so schnell abgewaschen). Ladet euer Herz nun mit reichlich Liebe auf, indem ihr eure gemalten Herzen aufeinanderdrückt, die Augen schließt und tief ein- und ausatmet. Frage dein Kind: *Spürst du, wie meine Liebe zu dir hinüberfließt? Wann immer du mich vermisst, legst du deine Hand auf das gemalte Herz und erinnerst dich daran, wie lieb ich dich hab. Ich bin immer bei dir, auch wenn du mich nicht sehen kannst.*

3. KLEINER LEITWOLF

Mit einem Kleinkind verbringen Mütter viel gemeinsame Zeit, in der nicht immer das Kind und seine Wünsche im Mittelpunkt stehen können. Ein großer Teil des Tages ist vielmehr ausgefüllt mit der „Versorgung", mit Wickeln, Waschen, Füttern, Anziehen, Bettfertig-Machen, Kochen oder sonstigen Haushaltsarbeiten, während das Kind in der Nähe spielt oder sogar mitmacht. Auch das ist natürlich ein wichtiger und wertvoller Ausdruck fürsorglicher Liebe. Du kannst den Nähetank deines Kindes aber vor allem mit ungestörter, gemeinsamer Spielzeit volltanken – Zeit, in der du alles um dich herum vergisst und deinem Kind deine hundertprozentige Aufmerksamkeit *und* Spielbereitschaft schenkst. Etwa fünfzehn Minuten lang (oder länger) darf allein dein Kind entscheiden, was ihr spielt, lest oder sonst tut. Es darf – wie ein Leitwolf – die Führung übernehmen und festlegen, wohin ihr beide geht (ins Kinderzimmer, Wohnzimmer, Schlafzimmer usw.) und was ihr dort macht, Hauptsache, es hat etwas mit „Spielen" zu tun. Versuche also, dein Kind nicht zu lenken, sondern lass dich bewusst führen.

Grundsätzlich ist es sinnvoll, wenn du dich mit deinem Kind den Dingen widmest, die dir auch selbst Freude bereiten, um die gemeinsame Zeit noch intensiver genießen zu können. Doch in der vorher vereinbarten Leitwolf-Spielzeit geht es darum, deinem Kind das Gefühl der Selbstermächtigung zu geben. Im Alltag werden so viele Entscheidungen von Erwachsenen getroffen, jetzt ist dein Kind an der Reihe! Vielleicht fällt es dir anfangs schwer, keine Vorschläge anzubringen und auch dann dabeizubleiben, wenn es „gerade so schön allein spielt" und sich für dich Freiräume auftun. Versuche dennoch, so präsent wie möglich zu sein. Beobachte dein Kind, interagiere mit ihm, genieße die Führung und ermutige dein Kind zu eigenen, intuitiven Entscheidungen, auch wenn es zunächst keine Spielidee hat.

Wenn dann dein Kind in einem ungünstigen Moment mit dir spielen will, zum Beispiel während du beim Kochen bist, kannst du ihm ankündigen, dass ihr nach dem Essen, während das Essen im Ofen ist oder zu einem anderen geeigneten Zeitpunkt noch „Leitwolf" spielen werdet. Biete diese besondere Spielzeit möglichst regelmäßig an, vielleicht sogar als tägliches Ritual. So kann sich dein Kind darauf einstellen und freuen. Wenn du mehrere Kinder hast, wäre es schön, jedem Kind ein paar Minuten die Führung zu überlassen. Auch ein Rollenwechsel von Tag zu Tag wäre denkbar.

Anfangs wirst du beim Leitwolf-Spielen vermutlich inneren Druck verspüren, wenn viel Unerledigtes auf dich wartet. Du wirst jedoch mit der Zeit merken, wie befreiend es ist, dich ein paar Minuten auf dein Kind zu konzentrieren, um dich anschließend mit „gutem Gewissen" auf etwas anderes zu fokussieren.

4. SCHAU MIR IN DIE AUGEN, KLEINES

Längerer Augenkontakt fällt vielen Erwachsenen schwer, besonders wenn in ihrer eigenen Kindheit echte Nähe Mangelware war. Über zwei simple Spiele, die auch für Bahnfahrten, Wartezimmer und Restaurants geeignet sind, kannst du gemeinsam mit deinem Kind tiefen Blickkontakt trainieren und gleichzeitig eure Verbindung zueinander stärken. Setzt euch dafür recht nah und auf gleicher Augenhöhe gegenüber. Spielt dann entweder das „Gedankenpost-Spiel" oder das „Nicht-lachen-Spiel".

Beim Gedankenpost-Spiel darf zunächst dein Kind an ein Tier, eine Farbe oder ein Lebensmittel denken und sich seine Wahl auf seiner inneren Leinwand (mit offenen oder geschlossenen Augen) genau vorstellen. Kinder machen dies meist intuitiv richtig und brauchen in der Regel keine Anleitung dafür. Dann schickt dein Kind dieses Bild über einen langen Blickkontakt von zehn Sekunden zu dir hinüber. Zählt gemeinsam laut bis zehn. Dann blickst du selbst auf deine innere Leinwand (mit offenen oder geschlossenen Augen) und stellst dir im Stillen die Frage „Welches Bild hat mein Kind mir geschickt?". Nimm ohne Erwartungshaltung das wahr, was du spontan auf deine Leinwand projizierst. Es kommt hier nicht auf die richtige Lösung an. Im Fokus stehen der verbindende Blickkontakt, das spielerische Training eurer Intuition (KlarSehen) sowie die anschließende Interaktion zwischen euch, zum Beispiel durch Nachfragen bei deinem Kind: „Hast du einen Tipp für mich, was du geschickt hast? Welche Farbe hat dein Obst oder welches Geräusch macht dein Tier?"

Beim „Nicht-lachen-Spiel" setzt ihr euch lediglich gegenüber, schaut euch tief in die Augen und versucht dabei, einen relativ neutralen Gesichtsausdruck beizubehalten. Wer zuerst lachen muss, hat verloren. Schummeln in Form von Grimassenschneiden ist natürlich ausdrücklich erlaubt!

5. BRÜCKEN BAUEN

Jeden Tag, vor allem im Alltag mit Krippe, Kindergarten oder Schule, gibt es zahlreiche Übergänge, bei denen du dein Kind verabschiedest oder begrüßt – auch wenn es schlafen geht oder aufwacht. Immer wieder erlebt dein Kind einen Wechsel von gemeinsamer zu getrennter Zeit und umgekehrt. Nutze solche Übergänge und stelle in nur wenigen Minuten eine Art „verbindende Brücke" zwischen euch her, indem du dich in den ersten Minuten eures Wiedersehens oder den letzten Minuten eures Verabschiedens so bewusst und konzentriert wie möglich deinem Kind widmest. Eine lange, innige Umarmung könnte Teil dieses Rituals sein. Das hilft deinem Kind, sich selbst zu regulieren, Anspannung im Körper loszulassen oder in deinen geschützten Armen endlich das zu spüren, was es vielleicht vor eurem Wiedersehen ohne dich erlebt und gefühlt hat, aber nicht ausdrücken konnte. Dein Körper bietet ihm bei eurer Willkommensumarmung einen geschützten Raum und ist eine wertvolle Einladung für dein Kind, sich nun im Team mit dir aufgestauten Emotionen zu stellen. Es empfiehlt sich, dein Kind zu fragen, ob es umarmt werden möchte. Warte dann, bis dein Kind als Erstes loslässt, und nimm wahr, wie sich sein kleiner Körper während eurer Umarmung verändert. Falls dein Kind gerade redselig ist, kann ein ungestörtes Gespräch im Anschluss noch mehr Nähe schaffen. Du kannst es dabei auf deinem Schoß sitzen lassen, seine Hand halten oder seine Füße massieren. Musste dein Kind die letzten Stunden viel still sitzen und braucht es ein Ventil, um Energie loszuwerden, könnt ihr sein Lieblingslied laut aufdrehen, Quatsch machen und wild durchs Wohnzimmer tanzen. Einer macht vor, der/die andere tanzt nach, dann umgekehrt. Auch dies verbindet immens und löst innere Anspannung – bei euch beiden!

LEBENSPERLE

VERBINDENDE BUSFAHRT

Die Kraft, die selbst in der Verbindung zu fremden Menschen liegt, erfuhr ich vor einigen Jahren, in ein Dirndl gekleidet, auf dem Weg zum Oktoberfest. Im Bus saß mir ein geselliger, etwa achtzigjähriger Herr gegenüber. Er erzählte mir von seiner diesjährigen Italienreise, seiner ehrenamtlichen Tätigkeit als Schiedsrichter und dem Stammtisch mit ehemaligen Kollegen. Ich war begeistert vom facettenreichen Leben dieses sympathischen Pensionärs. Kurz bevor sich unsere Wege trennten, sagte er zu mir:

„Wissen Sie, junge Dame, früher war ich bei den Pfadfindern und da gibt es einen Leitsatz: Jeden Tag eine gute Tat. Und das haben Sie heute gemacht, indem Sie sich so nett mit mir unterhalten haben. Leider gibt es viel zu wenige von diesen erfrischenden Gesprächen in meinem Leben. Die meisten Leute gucken einfach weg, wenn man sie anschaut. Doch Sie haben gelächelt. Und ich kann Ihnen sagen, dass macht mich glücklich. Da habe ich noch viele Tage was davon!"

Offenheit und Zugewandtheit, Freundlichkeit und ein Lächeln im Gesicht reichen manchmal aus, um die Welt ein kleines Stückchen freudvoller zu machen und sogar zwischen Fremden für einen Moment das wertvolle Band der Verbundenheit zu knüpfen. Nutzen wir dieses Potenzial!

GEERDET UND IN VERBINDUNG MIT DIR SELBST

„Dich zu erden" bedeutet, dir deiner eigenen Präsenz bewusst zu werden und in Verbindung mit dir selbst zu gehen – eine Grundvoraussetzung, um dich mit deiner inneren Weisheit zu verbinden. Eine Möglichkeit, dich bewusst zu erden, ist beispielsweise, deinen Körper, deinen Atem und/oder den Kontakt zum Boden bewusst und achtsam wahrzunehmen. Dadurch kommt dein Verstand zur Ruhe und du kannst dich anschließend besser konzentrieren. Deine Energie fließt zudem freier durch deinen Körper und du gehst insgesamt wacher und vitaler durch deinen Tag.

Im Grunde genommen stärken fast alle Übungen in diesem Kapitel deine Erdung, ebenso wie Aufenthalte in freier Natur oder Barfußlaufen. Sämtliche Aktivitäten, bei denen du deinen Körper aktivierst, zum Beispiel beim Tanzen oder Spazierengehen, schaffen einen wertvollen Ausgleich zum oft stundenlangen Sitzen. Die gleich folgende Übung hilft dir, dich an jedem Ort und zu jeder Tageszeit zu erden. Beispielsweise, wenn du morgens aufwachst oder während du irgendwo wartest, wie in der Schlange vor der Kasse, im Wartezimmer oder an der Bushaltestelle.

ÜBUNG: GEERDET UND VERBUNDEN

1. Schließe die Augen und richte deine Aufmerksamkeit für drei bis vier Atemzüge auf deinen Atemrhythmus, ohne ihn zu verändern oder zu beurteilen.
2. Stelle deine Füße auf den Boden und nimm sie bewusst wahr. Spüre den Kontakt zwischen Füßen und Boden.
3. Mache dir bewusst, dass du über deine Füße nicht nur mit dem Asphalt, dem Gras, einem Teppich oder einer anderen Oberfläche verbunden bist, sondern auf einem Planeten stehst, der seit Milliarden Jahren rasend schnell durch den Kosmos fliegt. Unsere Erde ist eine echte Naturgewalt, die sich mütterlich um alle Lebewesen kümmert – mit Sauerstoff, Nahrung, Wasser und vielem mehr.
4. Stärke deine Verbindung zur Erde und stelle dir vor, wie aus deinen Füßen Wurzeln wachsen, die tief in das Erdreich hineinranken. Wie ein Baum kannst du darüber Kraft aus der Erde ziehen und über deine Füße, die Beine und die Wirbelsäule in deinem gesamten Körper verteilen. Du gewinnst dadurch zusätzlich an Widerstandsfähigkeit und durch deine Verwurzelung wappnest du dich für die Stürme des Lebens.
5. Richte deinen Rücken gerade auf wie ein kraftvoller Baumstamm und nimm deine Wirbelsäule von unten bis oben vollständig wahr. Bei jedem Einatmen ziehst du die Kraft der

Erde deine Wirbelsäule hinauf. Bei jedem Ausatmen verteilt sich diese Kraft auf deinen gesamten Körper. Einatmen und hochziehen. Ausatmen und verteilen. Du wiederholst dies für etwa zehn Atemzüge.

6. Wandere mit deiner Aufmerksamkeit zu deinem Kopf. Stell dir vor, wie sich dort eine prächtige Baumkrone bildet, deren Äste weit in den Himmel hineinreichen.
7. Fange mit Hunderten von grünen Blättern die Sonnenstrahlen ein. Die Sonne sendet ununterbrochen pure Energie in Form von Licht auf die Erde, mit der wir sogar Strom erzeugen. Auch du kannst diese Energie bewusst resorbieren, und die Sonne kann dabei stellvertretend für dein höheres Selbst stehen. Die einzelnen Strahlen repräsentieren dein höheres Wissen, mit dem du dich nun verbindest. Du schickst das Licht beim Einatmen von deiner Baumkrone über deine Wirbelsäule bis hinunter zu deinen Wurzeln. Beim Ausatmen verteilst du dieses Licht, also die Weisheit deines höheren Selbst, in deinem gesamten Körper. Einatmen und Licht aufnehmen. Ausatmen und das Licht verteilen. Wiederhole dies für etwa zehn Atemzüge.
8. Du bist nun gleichzeitig von der Erde und der Sonne oder deinem höheren Selbst gestärkt. Spüre diese Kraft in jeder einzelnen Körperzelle. Fühlen sie sich lichtvoller, strahlender oder vitaler an? Was auch immer du wahrnimmst oder eben nicht, alles ist „richtig".
9. Beende diese Übung, indem du deine imaginären Wurzeln, Blätter und Äste verschwinden lässt. Bewege Füße, Beine, Arme und Schultern und komme mit deiner Aufmerksamkeit wieder ins Hier und Jetzt zurück.
10. Mobilisiere deine Schultern, Hände und Füße und schüttle dich sanft. Atme noch einmal tief ein und aus und öffne deine Augen – willkommen zurück und einen kraftvollen Tag!

AUF EINEN BLICK

GEERDET, VERBUNDEN, GESTÄRKT ...

1. *Den Atem beobachten, ohne ihn zu verändern*
2. *Füße und Boden wahrnehmen*
3. *Dir deiner Verbindung zum Planeten Erde bewusst werden*
4. *Dich mit der Erde über imaginäre Wurzeln verbinden, an Stabilität gewinnen und Kraft tanken*
5. *Deine Wirbelsäule wahrnehmen und bei jedem Einatmen Kraft hinaufziehen, bei jedem Ausatmen Kraft verteilen*
6. *Mit deiner Aufmerksamkeit zum Kopf wandern und eine Baumkrone visualisieren*
7. *Beim Einatmen Sonnenenergie und deine höhere Weisheit in den Körper ziehen, beim Ausatmen überall verteilen*
8. *Kraft der Erde und der Sonne gleichzeitig wahrnehmen*
9. *Imaginäre Wurzeln und Baumkrone verschwinden lassen*
10. *Deinen Körper mobilisieren, tief ein- und ausatmen und Energie mit in den Tag nehmen*

Aus dem Buch #intuitivesmuttersein
@karima.stockmann_lebensfreude @gu.verlag

Unter www.intuitivesmuttersein.de/bonus findest du diese Übung als Audiodatei. Nach ein paar Wiederholungen wirst du vermutlich keine Anleitung mehr benötigen und dich mit dieser kurzen Übung schnell geerdeter fühlen. Mach sie am besten zu einer täglichen Routine, um deiner Intuition ordentlich auf die Sprünge zu helfen. Wenn dein Kind alt genug ist, kannst du seine natürliche Verbundenheit zur Natur auch durch geführte Fantasiereisen bewahren und stärken.

MUTTER-KIND-ERFAHRUNG: „KOMM, WIR SPIELEN BAUMRIESEN!“

1. Wir gehen gemeinsam in die Hocke und stellen uns vor, dass wir zwei klitzekleine Bäume sind. An unseren Füßen wachsen Wurzeln bis tieeeef in den Boden. Huch, ich kann meine Füße gar nicht mehr bewegen! Meine Wurzeln stecken in der Erde fest, deine auch? (Mit den Knien hin und her wackeln und Füße nicht bewegen)
2. Über unsere Wurzeln ziehen wir ganz viel Kraft aus der Erde, sodass wir wachsen und immer größer und größer werden – bis wir groooße Baumriesen sind. (Aufstehen und ganz lang machen)
3. Und nun strecken wir unsere Arme in den Himmel. Wir machen uns riiichtig lang. Unsere Arme und Finger sind Äste. Und da sind überall gaaaanz viele, kleine Blätter dran. Mit den Blättern sammeln wir die Sonnenstrahlen ein. Komm, hilf mir! (Arme nach oben strecken und mit den Händen imaginäre Sonnenstrahlen einsammeln)
4. Wir verteilen jetzt die eingefangenen Sonnenstrahlen auf unserem ganzen Körper. Das macht uns noch stärker, als wir eh schon sind. (Mit den flachen Händen über den Körper streichen; beim Kopf beginnend bis zu den Füßen, dann wieder aufrichten)
5. Puoah! Fühlst du dich auch so gut? Jetzt hast du richtig viel Kraft getankt zum Aufräumen / für den Kindergarten / zum Weiterspielen / für … (Hände aufs Herz legen)

Gönne dir die Erdungsübung am besten ab und zu barfuß im Gras oder zumindest, wenn du draußen in der Natur unterwegs bist. Dort hat sie einen noch stärkeren Effekt. Auf dem Boden sitzend kannst du zudem visualisieren, wie sich deine „Wurzeln“ auch als Verlängerung deiner Wirbelsäule über dein Gesäß bis in den Boden erstrecken. Außerdem ist es sinnvoll, wenn du dir eine der hier vorgestellten Übungen aussuchst, um sie von heute an für die nächsten vier Wochen regelmäßig zu trainieren. Beginne mit der Variante, die dich am meisten anspricht oder die du gerade am meisten brauchst. Mach dir keine Gedanken, wie „richtig" sie für dich ist: Sie wird dir in jedem Fall zugutekommen – und deinem Kind auch, selbst wenn du damit etwas „nur für dich" tust. Natürlich kannst du auch mehrere Übungen in deinen Alltag einbauen, je mehr, desto wirkungsvoller – bleibe dabei aber realistisch. Leistungsdruck blockiert deine Intuition, weshalb du lieber in kleinen, steten Schritten vorangehen solltest, anstatt dich zu überfordern.

Für mehr Nachhaltigkeit sind zudem Routinen hilfreich: Wie wäre es zum Beispiel, dich immer morgens vor dem Aufstehen, jeden Abend vor dem Schlafengehen oder während des täglichen Mittagsspaziergangs zu erden und zu verbinden? In Kapitel 5.3. findest du noch einmal alle Rituale und Übungen auf einen Blick. Notiere die ausgewählte Übung auf der Handfläche deiner abgezeichneten Hand, um dein Vorhaben stets im Blick zu behalten.

4.2. SELBSTWIRKSAMKEIT: Daumen

Mit einem „Daumen hoch" möchte dich dein Daumen darin bestärken, an deine persönlichen, intuitiven Fähigkeiten zu glauben. Die Kraft der Intuition ist schon immer ein Teil von dir. Mit Sicherheit hast du dich bei Entscheidungen in der Vergangenheit schon nach deinem Bauchgefühl gerichtet. Vielleicht hattest du leise Vorahnungen oder dir ist wie aus dem Nichts die optimale Lösung eines Problems eingefallen, über das du bis dahin wochenlang gegrübelt hattest. Deine Intuition hat dich souverän geführt, ohne dass du dir groß Gedanken darüber gemacht hättest, welchen Gesetzmäßigkeiten dieses innere Wissen folgt. Sie war einfach da und stand dir im entscheidenden Moment zur Seite.

Wenn du dir solche Situationen in Erinnerung rufst, kannst du dich zum einen davon überzeugen, dass du – wie jeder andere Mensch auch – als intuitives Wesen geboren wurdest und kein besonderes Talent dafür brauchst. Zum anderen zeigt dir die Erfahrung, dass deine innere Weisheit in der Lage ist, Dinge richtig einzuschätzen und dich so zu führen, dass es gut für dich ist. Das heißt, dass du unabhängig von deinem Verstand oder den Meinungen anderer handeln und dich auf dich selbst verlassen kannst.

Die sogenannte Selbstwirksamkeitsüberzeugung kann dich auf dem Weg zur intuitiven Mutterschaft immens ermutigen und dir dabei helfen, deine Selbstzweifel aus dem Weg zu räumen.

Überlege deshalb gleich jetzt, in welchen Situationen dich deine Intuition erfolgreich geleitet hat – egal, ob innerhalb oder außerhalb deiner Mutterrolle: Hattest du beispielsweise sofort beim positiven Schwangerschaftstest das Gefühl, dass es ein Mädchen/Junge wird, und deine Annahme war richtig? Hast du intuitiv schon mal einen anderen Weg, eine andere Ausfahrt oder ein anderes Verkehrsmittel als ursprünglich geplant genommen und erst im Nachhinein erfahren, dass du dir damit einen Stau, eine Verkehrssperrung oder eine andere Unannehmlichkeit erspart hast? Oder hast du schon mal auf dein Handy geschaut, an einen Menschen gedacht und genau in dem Moment ist eine Nachricht von ihm oder ihr auf dem Display erschienen?

SELBSTREFLEXION

Diese drei positiven oder „magischen" Erfahrungen habe ich bereits mit meiner Intuition gemacht:

1. ______________________________

____

2. ______________________________

____

3. ______________________________

____

Natürlich wird es auch Situationen geben, in denen du deiner Herzstimme gefolgt bist und auf den ersten Blick eine vermeintlich „falsche" Entscheidung getroffen hast. Wenn dir solch eine Erinnerung in den Sinn kommt, überprüfst du mithilfe deines neuen Wissens Folgendes:

1. Hat tatsächlich deine Intuition zu dir gesprochen? Oder haben dir vielleicht deine Emotionen und Gedanken dazwischengefunkt? Die Tabelle in Kapitel 2 (Seite 42) hilft dir noch mal dabei, die unterschiedlichen Ausdrucksweisen zu überblicken.
2. Hat sich deine Entscheidung mit einem längeren zeitlichen Abstand doch als die richtige Wahl erwiesen? Hat dir der Fehltritt wichtige Erkenntnisse beschert, die dir für deinen weiteren Weg dienlich waren? Hat dich deine Intuition rückblickend scheinbar doch „richtig" beraten?

“

Wenn du dich nach innen wendest, wird sich das Geheimnis deines Innern offenbaren.

HUI-NENG

NUR MUT!

Völlig unabhängig davon, ob dich zurückliegende Entscheidungen nun weitergebracht haben oder nicht, ist es wichtig, die Angst vor Fehlern abzulegen. Du bekommst schließlich nicht nur ein „Daumen hoch" für Erfolge. Dein Daumen spornt dich an und ehrt deinen Mut, wann immer du dich traust, deinem Herzen zu folgen. Mit jeder weiteren Entscheidung, bei der deine Intuition ein wichtiges Wörtchen mitzureden hat, wird dein Vertrauen in dich selbst stärker werden. Nimm dir in den kommenden Wochen am besten ein separates kleines Notizbuch zur Hand und halte schriftlich fest, wann immer du eine intuitive Entscheidung triffst, eine Vorahnung hast oder dir deine innere Weisheit auf andere Art und Weise begegnet. Reflektiere dann regelmäßig, wie du deine intuitiven Eingebungen interpretiert hast und ob dich deine Intuition auf diese Weise richtig geleitet hat. Du wirst merken, dass du mit jeder Trainingswoche mehr Mut entwickeln wirst.

4.3. MEDITATION: *Zeigefinger*

Mit dem Zeigefinger zeigen wir – wenn auch meist im übertragenen Sinne – auf Dinge, die unsere Aufmerksamkeit auf sich ziehen: Gegenstände, Mitmenschen, Institutionen, Situationen, Nachrichten etc. Beim Vorübergehen an einer Bäckerei, beim Scrollen auf dem Smartphone, im Supermarkt oder beim U-Bahn-Fahren – überall sehen, hören oder riechen wir etwas. Ob wir wollen oder nicht, unsere Aufmerksamkeit wird immer wieder auf Sinneseindrücke gelenkt und fast jede im Hintergrund ablaufende Wahrnehmung zieht unbewusste Gedanken nach sich. Wir bewerten, vergleichen, denken an ähnliche Situationen in der Vergangenheit oder an potenzielle Auswirkungen auf die Zukunft. Kein Wunder also, wenn wir uns am Ende des Tages mental erschöpft fühlen. Unsere seelischen, körperlichen und geistigen Bedürfnisse werden durch diese Reizüberflutung oft überlagert und deshalb übergangen. In einem turbulenten Alltag mit Kind ist das eine zusätzliche Belastungsprobe für unser Nervenkostüm. Nicht gerade die beste Voraussetzung für das Empfangen intuitiver Botschaften oder eine gelassene Haltung bei der nächsten Auseinandersetzung mit einem willensstarken Kind.

Dein Zeigefinger will dich deshalb ab heute daran erinnern, weise auszuwählen, auf wen oder was du deine kostbare Aufmerksamkeit richtest. Denn das hilft dir dabei, dich von äußeren Reizen abzuschirmen und dich nicht unfreiwillig von den dadurch ausgelösten Gedanken einfangen und aufwühlen zu lassen. Dein zweiter Finger steht also für ein kraftvolles Tool, um wieder zur Ruhe zu kommen und deiner Intuition zu ermöglichen, sich dir in diesem inneren Raum zu offenbaren.

Stell dir dazu einmal vor, du stehst nach einem gewaltigen Regenguss vor einer großen Pfütze und möchtest dein Spiegelbild darin betrachten. Doch ständig läuft jemand durch die Pfütze oder springt darin herum. Die Wasseroberfläche ist so unruhig, dass du dich weder spiegeln noch erkennen kannst. Erst wenn du deine Pfütze vor Störenfrieden abschirmst, kann sich die Wasseroberfläche beruhigen und dir dein Spiegelbild klar und deutlich zeigen. Genauso funktioniert das mit deinem Inneren. Aber wie kreierst du diese Ruhe und Klarheit?

POSITIVE WIRKUNGEN VON MEDITATION

Meditation ist ein effektiver Schutz vor deinem Hauptsaboteur namens Verstand. Beim Meditieren zentrierst du dich innerlich und bist auf das Hier und Jetzt fokussiert: beispielsweise durch konzentrierte Aufmerksamkeit auf deinen Atem, auf verschiedene Körperregionen, einen Gegenstand, einen imaginären Kraftort, ein Mantra, durch die Verbindung zum großen Ganzen, eine Alltagsaktivität wie Gehen oder durch körperliche Übungen wie Yoga oder Qigong. Mit dem sehr bewussten Wahrnehmen von Rhythmen, Sinneseindrücken, Körperempfindungen oder imaginären Visionen drehst du unbewusste Gedanken zunächst leiser oder lässt sie sogar einen Moment lang gänzlich verstummen.

Keine andere Entspannungstechnik wurde wissenschaftlich so umfassend untersucht und hat so viele facettenreiche Auswirkungen auf Körper, Geist und Seele wie die Meditation.

Durch Meditation werden außerdem Stresshormone reduziert, neue Gehirnzellen aufgebaut und deine DNA-Stränge, also dein Erbgut, geschützt. Forschungsergebnisse zeigen immer wieder, dass regelmäßiges Meditieren eine Erfolgsroutine ist, die unter anderem intuitiver, fokussierter, konzentrierter, stressresistenter und insgesamt körperlich vitaler macht. Meditation beeinflusst sogar unser biologisches Alter auf positive Weise und „verjüngt" uns.

Für viele Menschen bedeutet Meditation allerdings weit mehr als eine gesundheitsfördernde Entspannungsmaßnahme. Meditation ist für viele ein wesentlicher Bestandteil einer ganzheitlichen, spirituellen Lebensphilosophie und hilft, bei sich selbst anzukommen, die eigene Vergangenheit, Ängste oder auch Groll gegenüber anderen loszulassen, das Leben achtsamer im Moment zu erleben oder die Verbundenheit zu Mitmenschen zu stärken.

Wer mit dem Meditieren anfangen möchte, hat oft Respekt davor und fragt sich, wie das klappen soll, auf Knopfdruck an nichts zu denken. Doch nach einem magischen Ausschalter sucht man vergeblich: Es gibt ihn nicht. Meditation ist Übungssache, genau wie Intuition, und lässt sich wie ein Muskel trainieren. Anfangs gewinnt mal das unbewusste Kopfkino, dann wieder die Stille in dir. Mit der Zeit wird dieser Muskel immer stärker und es fällt dir zunehmend leichter, abzuschalten und deinen Fokus zu halten.

MEDITATION FÜR EINSTEIGERINNEN

Eine geeignete Körperhaltung für Einsteigerinnen ist der Schneidersitz mit leicht erhöhtem Gesäß. Setze dich also auf ein kleines Sitzkissen, eine zusammengerollte Decke, ein paar Yogablöcke oder ein Meditationskissen. Du kannst dich auch mit einem hohen Kissen zwischen deinen Beinen auf den Boden knien oder dich auf einen Stuhl setzen, ohne dich anzulehnen. Dies ist sogar in Bus oder Bahn möglich.

In allen Sitzpositionen achtest du auf einen geraden Rücken, lässt deine Schultern locker, ziehst dein Kinn leicht zur Brust und legst die Hände entspannt ab: entweder im Schoß oder auf den Oberschenkeln.

Die Augen sind geschlossen oder du schaust mit entspanntem Blick auf eine Stelle auf dem Boden. Bei einer Achtsamkeitsmeditation mit Gegenstand platzierst du diesen direkt vor dir, dann bleiben die Augen natürlich offen.

Um deine Gedanken „leiser zu drehen“, empfiehlt es sich, innerlich eine Art Lautstärkeregler zu visualisieren. Reduziere die Lautstärke deines Verstandes, indem du diesen Regler vor deinem inneren Auge nach unten drehst. Dann richtest du deine Wahrnehmung gezielt auf deinen Atem oder einen Gegenstand wie eine Kerze oder einen Stein. Dabei ist es wichtig, nicht zu beurteilen, was du spürst oder siehst. Es geht darum, wertfrei wahrzunehmen.

AUF EINEN BLICK

„ACHTSAMER ATEM"

1. *Platz nehmen und Augen schließen*
2. *Atemrhythmus beobachten, ohne ihn zu verändern oder zu beurteilen*
3. *Lungen- und Bauchbewegungen wahrnehmen*
4. *Luftzug in Nase oder Mund spüren, im Hier und Jetzt ankommen*
5. *Gedanken lenken: „Ich bin ruhig (einatmen) und gelassen (ausatmen)."*
6. *Wiederholen und zusätzlich Atembewegungen im Körper wahrnehmen*
7. *Beine, Füße, Arme, Hände wahrnehmen, Schultern kreisen, sich genüsslich strecken, Augen öffnen*

Aus dem Buch #intuitivesmuttersein
@karima.stockmann_lebensfreude @gu.verlag

TIPPS ZUM FESTIGEN DEINER MEDITATIONSPRAXIS

1. Regelmäßigkeit: Meditiere möglichst zu einer festen Uhrzeit, zum Beispiel jeden Morgen nach dem Aufwachen. Auch wenn es nur fünf Minuten sind, Hauptsache, dein Unterbewusstsein kann sich auf einen Rhythmus einstellen. Du kannst die Meditationspraxis auch mit ruhigen Alltagsroutinen verknüpfen: mit Bus- oder Bahnfahren, mit Stillen oder Fläschchengeben. So musst du keine Extrazeit dafür einplanen. Konzentriere dich dabei auf deinen Atem (und Körper) und deine Sinneswahrnehmungen: auf Farben, Düfte, Geräusche usw.

2. Wohlfühlort: Zum Etablieren einer Meditationsroutine ist es hilfreich, wenn du stets am selben Ort meditierst – vielleicht sogar in einer eigens dafür gestalteten Wohlfühlecke mit einladender Dekoration und Sitzmöglichkeit. Mit der Zeit wird dann bereits das Hinsetzen an deinem Meditationsplatz ein Entspannungsgefühl in dir erzeugen, da dieser Ort in deinem Unterbewusstsein mit Sicherheit, innerer Ruhe und Qualitätszeit *ganz bei dir selbst* verknüpft ist. Du wirst dadurch immer schneller in deinen Ruhemodus finden.

3. Geführte Meditationen: Meditation ist überaus vielseitig. Mithilfe der gängigen Musik-Streaming-Anbieter, Videoplattformen und Meditations-Apps kannst du die Meditationsform finden, die zu dir passt. Durch geführte Meditationen, die dich durch deinen Körper, einen imaginären Kraftort oder andere Visualisierungen leiten, wirst du dich weniger von deinen Gedanken ablenken lassen. Vor allem in turbulenten Zeiten, wenn dich etwas emotional oder mental stark beschäftigt, ist diese Form der Meditation sehr hilfreich.

DIE METTA-MEDITATION

Eine besonders kraftvolle Meditation ist die sogenannte Metta-Meditation oder auch Meditation der liebenden Güte. Sie zentriert dich und stärkt deine Verbindung zu dir selbst, zu deinem Kind, deinen Mitmenschen und der Welt. Auf diese Weise verbessert sie deinen Zugang zum intuitiven Wissen gleich über mehrere Wege. Ich stelle dir diese Meditation hier nur in einem kurzen Überblick vor, habe sie dir aber in einer ausführlichen Version eingesprochen, sodass du dich mit geschlossenen Augen hindurchbegleiten lassen kannst. Du findest die Audiodatei zusammen mit anderen Materialien unter: www.intuitivesmuttersein.de/bonus.

ZENTRIERT UND VERBUNDEN DANK METTA-MEDITATION

1. Schließe die Augen und beobachte deinen Atem, ohne ihn zu bewerten oder zu verändern.
2. Sprich laut oder in Gedanken jeweils viermal zu dir selbst:

   Möge ich glücklich sein.
   Möge ich gesund sein.
   Möge ich gelassen sein.
   Möge ich mich sicher und geborgen fühlen.

3. Richte deine Aufmerksamkeit wieder auf deinen Atem.
4. Lass dein Kind vor deinem inneren Auge erscheinen und sprich laut oder in Gedanken jeweils viermal zu ihm:

   Mögest du glücklich sein.
   Mögest du gesund sein.
   Mögest du gelassen sein.
   Mögest du dich sicher und geborgen fühlen.

5. Lenke deine Aufmerksamkeit von deinem Kind wieder zurück zu deinem Atem.
6. Denke an einen Menschen, der dich kürzlich verärgert, beschämt, traurig oder wütend gemacht hat, und lass ihm oder ihr dieselben Wünsche zukommen. Auch wenn sich Widerwillen in dir regt, wiederhole diese gütigen Worte:

   Mögest du glücklich sein.
   Mögest du gesund sein.
   Mögest du gelassen sein.
   Mögest du dich sicher und geborgen fühlen.

7. Lass das Bild dieser Person verschwinden und nimm wieder deinen Atem wahr.

8. Visualisiere den Planeten Erde auf deiner inneren Leinwand und lass allen Menschen diesen Segen zukommen:

   Mögen alle Menschen glücklich sein.
   Mögen alle Menschen gesund sein.
   Mögen alle Menschen gelassen sein.
   Mögen sich alle Menschen sicher und geborgen fühlen.

9. Komme mit deiner Aufmerksamkeit zu dir selbst und deinem Atmen zurück. Strecke dich, öffne die Augen und spüre der Meditation noch etwas nach. Möchtest du auch in deinem Alltag ein Sprachrohr der liebenden Güte sein?

MEDITATIONSTECHNIKEN

Ob stille, alltägliche, bewegte oder musikalische Meditation: Wie schon gesagt, die Bandbreite an Meditationstechniken ist riesig. Für den Anfang ist es sinnvoll, sich für eine Variante zu entscheiden, zum Beispiel das achtsame Atmen, und für einige Zeit dabeizubleiben. Später kannst du dann auch andere Meditationsformen ausprobieren.

Eine Auswahl an Techniken stelle ich dir hier kurz vor. Um das Thema zu vertiefen, findest du zahlreiche, kostenfreie Informationen im Internet und außerdem weitere Anregungen im Kapitel Achtsamkeit.

STILLE SITZMEDITATIONEN

Kraftortvisualisierung: Vor deinem inneren Auge einen Kraftort entstehen lassen und mit allen Sinnen eintauchen.

Vipassana: Den Atem eine Zeit lang beobachten und dann die Aufmerksamkeit auf den Körper richten, seine Präsenz spüren und wertfrei alle Empfindungen wahrnehmen.

Kerzenmeditation: Das Spiel einer Flamme betrachten und die Gedanken kommen und gehen lassen, bis du ruhiger wirst.

Stilles Mantra: In Gedanken ein kurzes Mantra wiederholen, das den Effekt der Meditation unterstreicht. Das Mantra lenkt den Geist und minimiert das Denken unmittelbar.
Bodyscan: Mit der Aufmerksamkeit langsam von oben nach unten durch den Körper wandern und dabei alle Empfindungen wertfrei wahrnehmen.

BEWEGTE MEDITATIONEN

Körperübungen: Qigong, Tai-Chi, Yoga o. Ä.
Kundalini-Meditation: Über drei Phasen von je fünf bis fünfzehn Minuten hinweg wird der Körper erst aktiviert und dann in die Ruhe gebracht:
1. Schütteln
2. Tanzen
3. Stillstehen und optional im Liegen nachspüren

SINGEN UND TÖNEN

OM oder AUM: Dieser Urlaut hat in der altindischen Philosophie einen sehr hohen (heiligen) Stellenwert. Er kann gesungen oder getönt werden, die dabei entstehende Vibration durchdringt sanft den gesamten Körper.
Mantra-Singen: Meditatives Singen eines kurzen, sich wiederholenden Textes mit tieferer Bedeutung.

MEDITATIONEN MIT KIND

Singen: Mantras gemeinsam singen oder deinem Kind als Gute-Nacht-Lied vorsingen.
Hören: Zusammen einer Fantasiereise lauschen, zum Beispiel beim Einschlafen oder als „Mittagsruhe".
Fühlen mit einem verspielten Bodyscan: Dem Kind morgens beim Aufwachen auf so viele Körperteile wie möglich einen Guten-Morgen-Kuss geben und es damit durch seinen Kör-

per führen: *Guten Morgen, Stirn! Guten Morgen, Nase! Guten Morgen, rechter Arm! usw.*
Bewegen mit dem Schüttel-Kribbel-Spiel: Gemeinsam den ganzen Körper durchschütteln, dann wild durchs Zimmer tanzen und zuletzt mit geschlossenen Augen still stehen und hinspüren, wo es im Körper kribbelt, zum Beispiel als Ritual nach Kindergarten oder Schule.

LEBENSPERLE

MEIN LIEBLINGSMANTRA

Das westafrikanische Mantra *Yemaya Assessu* ist mein Lieblingsmantra. Es symbolisiert für mich den kraftvollen, ewigen Fluss des Lebens, der alles miteinander verbindet. Ich habe es meiner Tochter in den ersten drei Lebensjahren fast jeden Abend vorgesungen. Als sie wegen eines Unfalls operiert wurde und eine Vollnarkose erhielt, konnte ich sie mit diesem Lied sanft in den Schlaf begleiten. Die Klänge und Worte waren ihr so vertraut, dass sie ihr in der ganzen Aufregung Halt gaben – genauso wie mir. Durch das meditative Singen konnte ich mich auf das konzentrieren, was in meiner Hand lag, nämlich das Beruhigen meiner Tochter. Dieser innige Moment mit ihr milderte einen Moment lang auch meine Sorgen und Ängste.

Ich habe das Mantra für dich eingesungen und online gestellt: www.intuitivesmuttersein.de/bonus.

“

Manchmal haben wir die Kraft, „Ja“ zum Leben zu sagen. Dann kehrt Ruhe in uns ein und macht uns ganz.

RALPH WALDO EMERSON

4.4. EMOTIONALE KLARHEIT: *Mittelfinger*

Es liegt sicher nahe, dass sich beim Mittelfinger alles rund um deine Emotionen dreht. Wenn er sich kerzengerade allein gen Himmel streckt, ist ziemlich klar: Hier schäumt gerade jemand vor Wut oder Ärger über. Um mit Situationen, die uns derart aufbringen, gelassener umzugehen, sind regelmäßige Meditationen natürlich ein guter Weg. Wenn wir Meditation jedoch mit der Intention praktizieren, unangenehme Emotionen wie Traurigkeit, Wut oder Ärger loszuwerden oder zu verdrängen, laufen wir Gefahr, die wertvollen Botschaften zu verpassen, die sich hinter diesen Gefühlen verbergen.

Emotionen sind wie Telegramme, die dir persönlich zugestellt werden. Die meisten Menschen haben jedoch keine Lust, die Tür zu öffnen, wenn der Bote klingelt und ein „Emotionstelegramm" ausliefern möchte. Wer bekommt schon gerne Post von Absendern wie Angst, Wut, Trauer, Ärger oder Ähnlichem? Lieber nicht aufmachen und vom Geklingel ablenken.

Anfangs kommt der Bote immer wieder und versucht hartnäckig, dir das Telegramm zuzustellen. Doch letztlich verstopfen Benachrichtigungen mit „Leider habe ich Sie heute nicht erreicht" deinen Briefkasten. Auf dieselbe Weise blockieren nicht durchlebte Emotionen dein Inneres und somit auch deine Intuition. Trau dich also, mutig die Tür aufzumachen und dein Telegramm in Empfang zu nehmen, damit dich die wichtige Botschaft deiner Emotion erreicht.

Doch was wollen dir deine Emotionen eigentlich sagen?

DIE BOTSCHAFTEN DEINER EMOTIONEN

Traurigkeit möchte dich beispielsweise zum Innehalten bewegen, damit du dir die Zeit nimmst, einen Verlust oder eine Veränderung zu verdauen, dich gut um dich zu kümmern und neue Kraft zu tanken oder dich neu zu orientieren: Wie geht es weiter, ohne den gewohnten Arbeitsplatz, ohne die intakte Gesundheit oder ohne den vertrauten Menschen, der plötzlich nicht mehr Teil deines Lebens ist?

Wut oder Ärger wollen dich darauf hinweisen, dass Unrecht passiert, dass dich vielleicht jemand ausnutzt oder deine Grenzen missachtet. Solche Emotionen mobilisieren Energie in dir, damit du die Kraft findest, etwas zu verändern und für dich und deine wahren Bedürfnisse einzustehen. Wut spricht dabei vor allem zu dir selbst und fragt dich: Was liegt in deiner Macht, um diese Situation in deinem Sinne zu verbessern?

Angst zeigt dir, dass dir etwas wichtig ist und du Risiken und Chancen gegeneinander abwägen sollst. Sie will dich grundsätzlich nicht aufhalten, nur einbremsen. Ein gesundes Maß an Angst lässt dich wachsen, wenn du Hand in Hand mit ihr gehst, dich mutig für dich und deine Ziele entscheidest und dich deinen Herausforderungen stellst.

Netflix, YouTube, Instagram, ganz viel Arbeit, ein Glas Wein oder Schokolade – all das scheint sowunderbar dabei zu helfen, unangenehme Emotionen auf angenehmer Distanz zu halten. Aber wenn du nicht gewillt bist, sie ebenso willkommen zu heißen wie Freude oder Schmetterlinge im Bauch, wirst du über kurz oder lang über deine Kräfte gehen. Zum Beispiel, weil du dir nicht die Zeit zum Trauern nimmst. Oder du bleibst in einer destruktiven Situation gefangen, die dir nicht guttut, weil du versuchst, den Ärger herunterzuschlucken oder zu betäuben, anstatt ihn zu spüren. Wenn du dir hierzu weitere Hilfe oder Anregungen wünschst, findest du sie in meinem Buch *Du bist stärker, als du glaubst.*

EMOTIONALE WELLEN DURCHLEBEN

Für deine innere Klarheit ist es wichtig, den Widerstand gegen unangenehme Emotionen aufzugeben und sich bewusst zu machen, dass die Energie jeder Emotion wie eine Welle durch den Körper fließt. Ist da Widerstand, knallt sie immer wieder gegen eine Mauer in dir und macht vielleicht innerlich mehr kaputt, als wenn du sie einfach durch dich hindurchfließen lässt. Natürlich sind große Wellen eine echte Naturgewalt und können Angst einflößen. Doch Emotionswellen verhalten sich ähnlich wie die Wellen im Meer: Sie bauen sich erst auf, werden manchmal gewaltig hoch, doch dann – ganz plötzlich – brechen sie und ihre Bedrohlichkeit ist mit einem Mal wie weggespült. Das Meer ist wieder ruhig – so lange, bis die nächste Welle heranrollt.

Ein Auf und Ab zwischen Glücksmomenten auf der einen Seite und traurigen oder ärgerlichen Momenten auf der anderen Seite macht dich als Mensch aus.

Durch die unterschiedlichen Gefühlslagen ist dein Leben lebendig und ermöglicht dir intensive Erfahrungen. Stell dir vor, was es ohne unangenehme Emotionen alles nicht geben würde: etwa dein Lieblingslied mit all dem Herzschmerz des Songwriters, mitreißende Romane und Filme oder eine fesselnde Biografie eines Menschen, der ebenso wie du durch Höhen und Tiefen gegangen ist, um zu dem Menschen zu werden, den du heute vielleicht bewunderst.

Löse also die Intuitionsblockade angestauter Emotionen, indem du immer wieder bewusst in dich hineinspürst und „Ja" sagst zu allem, was du wahrnimmst.

DIE EMOTIONEN DEINES KINDES

Der Körper deines Kindes ist verhältnismäßig klein für die große Wucht, die eine starke, emotionale Welle mit sich bringen kann. Du kannst deinem Kind helfen, seinen Raum zu vergrößern, damit die dichte, bedrohliche Emotion sich weiten und letztlich wieder verfliegen kann, indem du …

… dich auf Augenhöhe begibst.

… dein Kind berührst oder auf den Schoß nimmst, wenn es dies als angenehm empfindet. Frag einfach nach.

… Mitgefühl über deine Mimik und wenige ruhige Worte ausdrückst: *Oh je, so was Blödes, mein Schatz. Das tut mir leid, ich bin für dich da.*

… dich mit deinem ganzen Sein wertfrei für die Emotion deines Kindes öffnest und dich dann ein Stück abgrenzt. Erinnere dich auch hier an deine „Schutzblase" (Seite 46) und lass durch dieses gesundes Maß an Distanz die Emotion deines Kindes nicht zu deiner eigenen werden. Bewusstes Atmen hilft dir dabei.

Ohne eine mitfühlend zugewandte Bezugsperson fühlt sich dein Kind, als ob es in einem kleinen Rettungsring von den gewaltigen Wellen seiner Emotionen hin- und hergeworfen wird. Durch deine Gesten des Mitgefühls sitzt es nun gemeinsam mit dir in einem großen, stabilen Rettungsboot. Die Sturmwellen sind dann immer noch recht turbulent und unangenehm, doch dein Kind fühlt sich deutlich sicherer. Es findet plötzlich wieder Halt, wird durch dein Verhalten getröstet und kann sich an deinem Leuchtturm orientieren.

Dadurch dass ihr nun sprichwörtlich im selben Boot sitzt, bekommst du einen intuitiveren Zugang zu den Emotionen deines Kindes. Ist es gerade traurig oder wütend, beschämt oder überfordert? Fühle dich in dein Kind ein und vertraue dem, was du wahrnimmst. Du leidest jedoch nicht darunter, weil du dich durch deine Schutzblase sanft davon abgrenzt. Dein Rettungsboot ist bereits sturmerprobt und widerstandsfähig. Spüre diese Stärke in dir und unterstütze dein Kind beim Kennenlernen seiner Emotionen. Frage es, wie es ihm geht, und zeige Verständnis: *Bist du traurig, dass dein Spielzeug kaputtgegangen ist? Ich versteh das so gut! Komm her, ich tröste dich. Magst du auf meinen Schoß?*

Emotionen wirken auf kleine Kinder deshalb noch so bedrohlich, weil sie ihre Gefühle und die dazugehörigen, unangenehmen Körperempfindungen noch nicht richtig einordnen können. Sie werden einfach davon überrollt, ohne zu wissen, was gerade mit ihnen geschieht. Mit jeder Erfahrung wird es leichter, vor allem, wenn sie dabei liebevoll begleitet werden.

Der Umgang mit Gefühlen ist ein Lernprozess, den auch die meisten heutigen Erwachsenen nie bewusst gezeigt bekommen haben.

Auch weil wir selbst den Umgang mit Gefühlen oft nicht gelernt haben, versuchen wir, unsere unangenehmen Emotionen und die der anderen mit allen möglichen Mitteln zu vermeiden oder zu betäuben. Erlaube deinem Kind unbedingt, emotional zu sein. Mit einem gut gemeinten „Ist doch nicht so schlimm!" spielst du seine Empfindungen und seinen Schmerz herunter. Dasselbe gilt, wenn du eine verlockende Ablenkung anbietest: *Magst du was Süßes? Magst du Tablet schauen?* Biete dich lieber selbst deinem Kind an. Kreiere einen Raum des Mitgefühls und der Verbundenheit. So wird dein Kind in den sicheren Hafen getragen.

EMOTIONALER CHECK-IN

Auch für dein Kind ist es wichtig, dass du einen mutigen, ehrlichen Umgang mit deinen eigenen Emotionen pflegst. Lass dich von angestauten Emotionen nicht blockieren und überprüfe regelmäßig dein emotionales Empfinden, zum Beispiel immer, wenn du deine Zähne putzt oder unter der Dusche stehst. Frage dich: *Wie fühle ich mich gerade?*

Schreibe diese Frage auf Klebezettel und hänge sie als Erinnerungshilfe an prägnanten Stellen in deinem Zuhause auf: am Badezimmerspiegel, am Kühlschrank, an der Innenseite der Wohnungstür oder im Kleiderschrank. Benenne jedes Mal, wenn du sie siehst, deine momentanen Emotionen und nimm sie in deinem Körper wahr. Wenn du gerade keine Zeit dafür hast, dann atme bewusst durch und gib deiner Emotion einen späteren Check-in-Termin. So weiß dein Unterbewusstsein, dass du dich zum Beispiel am Abend, wenn das Kind schläft, ein paar Minuten bewusst dieser Emotion widmen wirst. Das beruhigt und nimmt deiner Emotion die Spitze.

Wenn plötzlich eine starke Emotionswelle heranrollt, kannst du mit der nachfolgenden Übung auf dieser Welle „surfen". Frage dich im Anschluss nach der Botschaft dieser Emotion.

ÜBUNG: AUF DER EMOTIONSWELLE SURFEN

1. Welche Emotionswelle rollt gerade heran? Wie fühlst du dich? Zum Beispiel: Ich fühle mich traurig/ängstlich/gereizt.
2. Wie stark ist deine Emotion auf einer Skala von 0 bis 10 10 ist dabei die ultimative Stärke, 0 ist kaum fühlbar.
3. Sage dir: Es ist okay zu fühlen, was ich fühle!
4. Wie fühlt sich diese Emotion in deinem Körper an? Zum Beispiel: Ich spüre Druck im Bereich meines Herzens oder mein Bauch verkrampft sich.

5. Nimm nun den Teil deines Körpers wahr, in dem deine Emotion am stärksten spürbar ist, und gib ihr dort bewusst Raum. Lege deine Hand auf die entsprechende Körperstelle und übe sanften Druck aus. Stell dir vor, wie du mit jedem Atemzug Luft in diese Körperregion schickst, als würdest du einen imaginären Luftballon aufblasen. Jeder Atemzug macht ihn größer und weitet den Raum für deine Emotion. Deine Hand hebt sich bei jedem Atemzug ein Stück, als würde der größer werdende Ballon sie wegschieben.
6. Nach etwa zehn Atemzügen legst du beide Hände auf den Oberschenkeln ab und richtest dich auf. Mach dich ein wenig größer als zuvor und spüre der neu entstandenen Weite in dir nach. Was fühlst du in deinem Körper?
7. Bewerte abschließend noch einmal die Intensität deiner Emotion auf einer Skala von 0 bis 10.

AUF EINEN BLICK

SURFE AUF DEINER EMOTIONSWELLE

1. *Aktuelle Emotion wahrnehmen und benennen*
2. *Intensität der Emotion auf einer Skala von 0 bis 10 bewerten*
3. *„Es ist okay zu fühlen, was ich fühle!“*
4. *Spüren, wo sich die Emotion im Körper zeigt*
5. *Der Emotion dort bewusst Raum geben durch bewusstes Atmen und einen imaginären, größer werdenden Luftballon*
6. *Sich groß machen und der neuen Weite nachspüren*
7. *Intensität der Emotion erneut von 0 bis 10 bewerten*

Aus dem Buch #intuitivesmuttersein
@karima.stockmann_lebensfreude @gu.verlag

VORBILD IM EMOTIONALSEIN

Je sicherer du darin wirst, deine Emotionen frühzeitig wahrzunehmen und zuzuordnen, desto mehr kannst du deinem Kind ein Vorbild im Umgang mit seinen Emotionen sein.

Auch Mütter dürfen vor ihren Kindern eine Träne verdrücken und erzählen, weshalb sie traurig sind. Manchmal musst du dir vielleicht eine etwas „verdaulichere", dem Alter entsprechende Variante einfallen lassen, doch Kinder sind besonders feinfühlig und sollten gezeigt bekommen, dass es okay ist, traurig oder sauer zu sein, dass es okay ist, zu weinen oder in ein Kissen zu hauen. Sagst du deinem Kind hingegen, dass alles in Ordnung sei, während es deine Traurigkeit spürt, entsteht eine Diskrepanz zwischen Gesagtem und Gefühltem. Solch eine Widersprüchlichkeit kann eine emotionale Verwirrung bei deinem Kind nach sich ziehen. Es wird dann ebenso versuchen, unangenehme Emotionen herunterzuschlucken, und sich dadurch innerlich blockieren.

Das freie Fließen der Emotionen durch den Körper gibt dir und deinem Kind die Möglichkeit, empfänglich für intuitive Botschaften zu bleiben. Es unterstützt euch auch dabei, ein intuitives Bauchgefühl von einer unangenehmen Emotion zu unterscheiden. Denn weißt du noch: Intuition ist niemals dramatisch, aufwühlend, überschwänglich oder anderweitig stark emotional. Intuition ist ruhig und eher emotionsneutral.

Lasse auch dein Kind immer wieder emotional bei sich selbst einchecken, indem du es nach seiner Gefühlslage fragst. Solch ein inniges Gespräch stärkt nicht nur eure Bindung und das gegenseitige Vertrauen, es ermöglicht deinem Kind, schon von klein auf seine Emotionen zu spüren, sie anzunehmen und eine Verknüpfung zwischen äußeren Umständen und inneren Gefühlszuständen zu erkennen.

EMOTIONALER CHECK-IN BEI DEINEM KIND

1. Frage dein Kind am besten immer zur gleichen Zeit, zum Beispiel nach dem Kindergarten, wie es sich fühlt, und füge ein paar Beispiele hinzu. *Wie fühlst du dich? Bist du glücklich? Traurig? Wütend?*
2. Nachdem dein Kind geantwortet hat, lädst du es dazu ein, dir zu erzählen, warum es sich so fühlt: *Möchtest du mir erzählen, warum du dich so fühlst? Hast du im Kindergarten/in der Schule etwas Schlimmes/Schönes erlebt?* Höre nur zu, ohne zu kommentieren, und stelle erst eine Frage, wenn dein Kind zu Ende geredet hat.
3. Erkundige dich anschließend, ob es heute auch noch andere Emotionen gefühlt hat und in welchem Moment dies der Fall war. Forciere das Gespräch nicht und finde einen geeigneten Zeitpunkt, wenn dein Kind direkt nach Kindergarten- oder Schulschluss eher schweigsam ist.

4.5. INTENTION: *Ringfinger*

Beim Ringfinger angelangt hast du bereits die besten Grundlagen geschaffen, um aktiv mit deiner Intuition zu arbeiten:

Handfläche > Verbundenheit: Du kannst aktiv Verbindungen herstellen – zu deinem Herzen, zur Erde oder zu deinem höheren Selbst, zu deinem Kind und dessen intuitiver Weisheit.

Daumen > Selbstvertrauen/Vertrauen: Du hast dich durch zurückliegende Bauchentscheidungen oder intuitive Eingebungen selbst davon überzeugt, dass du intuitiv bist und dir diese Fähigkeit schon immer innewohnte.

Zeigefinger > Meditation: Du kannst dich durch verschiedenste Meditationspraktiken zentrieren und von deinen Gedanken distanzieren. Du machst dich dadurch innerlich freier und empfangsbereiter für deine Intuition. Schon fünf bis zehn Minuten täglich machen einen großen Unterschied.

Mittelfinger > Emotionale Klarheit: Du nimmst deine Gefühle bewusst wahr und lässt dich nicht von festsitzenden Emotionen blockieren oder dich in deinem Bauchgefühl täuschen.

Nun ist es an der Zeit, mit dem Ringfinger „Ja, ich will!" zu sagen: *Ja, ich will meiner Intuition Raum in mir geben und ihr lauschen.* Gerade für uns Frauen liegt es in der Natur, zu „empfangen". Wenn du schwanger wirst, ist vom „Tag der Empfängnis" die Rede. Ab heute ist jeder Tag „Empfängnistag". Jeden Tag kannst du dir schon morgens selbst zurufen, dass du heute Hand in Hand mit deiner Intuition durch den Tag gehen und ihre Botschaften klar empfangen möchtest. Mit den folgenden Voraussetzungen gelingt dir dies leichter:

1. Klare Intention: Dies bedeutet, dass du die eindeutige Absicht hast, offen und bereit für die Kommunikation mit deiner Intuition zu sein. Deine Intention gleicht dem Einschaltknopf eines Fernsehgeräts. Danach suchst du nach dem richtigen Sender, indem du eine unmissverständliche Frage an deine Intuition stellst, zum Beispiel: *Was kann ich tun, um mehr Raum für Selbstfürsorge zu schaffen?* Oder: *Wie kann ich meinem Kind dabei helfen, seine wiederkehrenden Alpträume loszuwerden?* Auf konkrete Fragen folgen konkrete Antworten, darüber gleich mehr. In dir sollte dabei eine gewisse Selbstverständlichkeit mitschwingen. Du solltest deine Frage nicht mit zu viel „Wichtigkeit" beschweren. Frage mit der gleichen Leichtigkeit, mit der du dich in einem Restaurant erkundigen würdest, welche Gerichte heute auf der Tageskarte stehen, oder mit der du im Internet auf die Suche nach den schönsten Sehenswürdigkeiten Barcelonas gehst.

2. Zurücklehnen: Mit dem Formulieren deiner Frage hast du also nun völlig entspannt deinen Wunschsender ausgewählt. Nun darfst du dich im wahrsten Sinn des Wortes zurücklehnen und dein Programm genießen. Je weniger du dich ablenken lässt, desto besser bekommst du mit, worum es in deinem „Intuitionsprogramm" geht. Deine Konzentrationsfähigkeit steigern wir gleich noch im letzten Schritt. An dieser Stelle geht es zunächst um deine erhöhte „Empfangsbereitschaft" durch das innere Zurücklehnen. Du füllst das Programm nicht mit deinen Gedanken oder deiner Fantasie, sondern hältst dich zurück und machst dadurch Platz, damit die Antwort erscheinen und in den leeren Raum in dir „hineinfallen" kann.

KONKRETE FRAGE, KONKRETE ANTWORT

Da dir deine Intuition auf gewisse Weise immer „Antworten" liefert, ist es hilfreich, sich stets um eine konkrete Fragestellung zu bemühen. Deine intuitive Antwort zeigt sich entweder direkt im Anschluss (wie beim Prozess der Intuition beschrieben) oder sie taucht zu einem anderen Zeitpunkt plötzlich wie aus dem Nichts auf. Sei also achtsam, welche Fragen du dir stellst. Im Alltag geschieht dies nämlich meist unbewusst und du weißt somit manchmal nicht, worauf dich deine Intuition gerade hinweisen möchte.

Hast du beispielsweise nach dem Kennenlerngespräch in einem Krankenhaus für deine Entbindung plötzlich ein ungutes Gefühl, ohne dass dir sofort klar ist, weshalb? Lag es „nur" an der Krankenschwester, an der Ärztin, an den Räumlichkeiten, dem langen Fahrtweg, deiner heutigen körperlichen Verfassung? Dann gehe einen Schritt zurück, stell dir eine konkrete Frage, um dein Bauchgefühl zuordnen zu können, und nimm dann wahr, was deine Intuition dir mitteilen möchte.

Wähle eine Ja-Nein-Frage aus wie: *Ist die Klinik eine gute Wahl für mich und mein Kind?* Oder: *Finde ich hier die richtige Hebamme/den richtigen Arzt für eine sichere Geburt?*

Für alle anderen Klarsinne (zum Beispiel dein inneres Kino) nutzt du offene Fragestellungen. Hier sind Beispiele für zielführende Fragen an deine Intuition, die dich auch in herausfordernden Situationen unterstützen können:

- Was kann ich konkret dafür tun, um ...?
- Was ist der nächste Schritt, um ...?
- Wie kann ich meinem Kind dabei helfen, ...?
- Wie kann ich diese Situation zum Guten wandeln?
- Worin liegt das verborgene Geschenk in dieser Situation?

4.6. ACHTSAMKEIT: *Kleiner Finger*

Nachdem du nun mit der richtigen Intention deine Frage gestellt hast, heißt es, wachsam für die Signale deiner Intuition zu sein. Du kannst deine Wachsamkeit im Allgemeinen steigern, indem du wieder anfängst, alles genau zu beobachten, zum Beispiel deine Gedanken, deine Emotionen, deine Körperempfindungen, also alles, was in deinem Inneren stattfindet. Damit hast du bereits begonnen. Doch auch außerhalb von dir gibt es eine Menge zu entdecken: Gerüche, Farben, Formen, Konsistenzen und weitere Sinneswahrnehmungen. Deine Intuition kommuniziert vor allem über deine inneren (Klar-)Sinne mit dir. Diese kannst du immens stärken, wenn du deine nach außen gerichteten Sinne bewusst einsetzt.

Beim Meditieren hast du bereits geübt, dich auf deinen Atem, deine Körperteile oder eine Kerze zu fokussieren, ohne diese Eindrücke zu bewerten. Das Gleiche kannst du mit äußeren Sinneseindrücken tun. Zugegeben, manche Sinneseindrücke nicht zu bewerten, ist bereits Fortgeschrittenenlevel.

Aber mit der Zeit wird es dir immer leichter fallen, neutral zu bleiben, denn jede Achtsamkeitsübung macht dich ausgeglichener und ruhiger.

ÜBUNG: NEUTRALE BEOBACHTERIN

1. Atme bewusst ein und aus, komme bei dir selbst an. Wiederhole das dreimal.
2. Setze die Intention, ab jetzt alles wertfrei und absichtslos zu betrachten.
3. Überblicke erst die gesamte Szene und zoome dann mit deiner Aufmerksamkeit in Details hinein. Du betrachtest alles genau und hältst deine Gedanken im Zaum, indem du alles, was du siehst, neutral beschreibst. Zum Beispiel: Ich sehe mein Kind. Es hat eine braune Hose an. Die Jacke ist grün. Es spielt mit einem Kind, das lange, braune Haare hat. Daneben steht seine Mutter und telefoniert.
4. Auch alles, was du hörst oder riechst, nimmst du wie eine neugierige Wissenschaftlerin wahr. Zum Beispiel: Das Kind auf der Rutsche schreit. Aus dem Mülleimer neben mir riecht es nach Hundekot. Du sammelst lediglich Daten, jetzt geht es nicht um Analysen, Ursachenforschung oder darum, sich aufzuregen.
5. Sobald weitere Gedanken auftauchen, die das Wahrgenommene bewerten, schiebst du sie erneut bewusst zur Seite. Du kannst hierfür innerlich „Stopp“ sagen, kurz die Augen schließen und auf deine innere weiße Leinwand blicken. Dann öffnest du wieder deine Augen und setzt deine neutrale Beobachtung fort.

“

Achtsamkeit weist dir den Weg zu Schönheit, Dankbarkeit und Seelenfrieden.

KARIMA

Dadurch dass du deine Sinne bewusst nutzt und deine Gedanken weniger Raum in dir einnehmen, wirst du selbst alltägliche Erlebnisse viel intensiver erfahren. Duschen, Essen oder Spazierengehen wird zu einem genüsslichen Sinneserlebnis. Selbst Alltagsroutinen wie Abwaschen, Zusammenlegen von Wäsche oder Händewaschen können durch eine bewusste, neutrale, wahrnehmende Haltung zu wohltuenden „Gedankenauszeiten" werden. Denn dann – ganz plötzlich – ist sie da, die geniale Idee, nach der du schon lange gesucht hast.

Gedankenauszeiten geben Kraft und bieten deiner Intuition die Chance, dich häufiger zu erreichen.

Die Beobachterübung ist immer und überall möglich: während du an der Supermarktschlange anstehst, mit öffentlichen Verkehrsmitteln unterwegs bist oder wenn dein Kind auf dem Spielplatz spielt und du von einer Parkbank aus alles überblickst. Ergänzend dazu sind die folgenden Achtsamkeitsübungen eine Anregung dafür, wie du Aufgaben oder Erledigungen nutzen kannst, um immer wieder bewusst bei dir selbst anzukommen.

ÜBUNG: ACHTSAM GEHEN

Nimm jeden deiner Schritte bewusst wahr, egal, ob du vom Parkplatz zum Supermarkt gehst, zur U-Bahn eilst oder gemütlich mit Tragetuch oder Buggy durch den Park spazierst. Spüre den Boden unter deinen Füßen, wie deine Füße aufsetzen und abrollen. Verknüpfe deine Schritte mit deinem Atemrhythmus, um deine Gedanken bewusst zu fokussieren. Zähle, wie viele Schritte du zum Einatmen und dann zum Ausatmen benötigst. Nimm dabei weiterhin deine Gehbewegungen wahr.

ÜBUNG: ACHTSAM ABWASCHEN

Spüre bewusst die Temperatur des Wassers, die Textur deines Putzlappens und das unterschiedliche Gewicht der einzelnen Geschirrteile. Nimm den Duft des Spülmittels wahr, lausche dem Plätschern des Wassers oder anderen Hintergrundgeräuschen. Sei ganz im Moment. Es zählt nichts anderes als das, was du gerade tust. Deine Gedanken dürfen ruhen und deinen Sinneseindrücken den Vortritt gewähren.

ÜBUNG: ACHTSAM KUSCHELN

Schalte deine Sinne auch in innigen Momenten mit deinem Kind achtsam ein: Nimm den süßen Duft seiner Haut wahr, spüre sein Körpergewicht, wenn es auf deinem Schoß sitzt, oder betrachte sein Gesicht und erfasse die kleinsten Details: Sommersprossen, Härchen, Muttermale, Grübchen oder die genaue Form von Ohren, Nase, Mund und Augenbrauen. Genieße ein paar tiefe Atemzüge und staune über dein „kleines, großes Wunder", das du durchs Leben begleiten darfst.

Hier ein paar achtsame Schritte, dort ein paar bewusste Atemzüge beim Warten oder unter der Dusche – die Summe dieser „Kleinigkeiten", an die dich der kleine Finger erinnern möchte, macht einen großen Unterschied für dein Wohlbefinden und die Stärke deiner Intuition. Je öfter du im gegenwärtigen Moment präsent bist, desto empfangsbereiter bist du. Und solche Achtsamkeitsübungen im Alltag nehmen dir den Druck, dir für eine meditative Auszeit zusätzliche Zeit aus den Rippen zu schneiden.

Erinnere dich mit einer kleinen Notiz in deiner Handzeichnung, wie du ab heute für schöne achtsame Momente sorgen kannst.

LEBENSPERLE

KRANKHEIT ALS ACHTSAMKEITSCOACH

Mit siebzehn Jahren erhielt ich die Diagnose Diabetes mellitus Typ 1. Ab diesem Zeitpunkt veränderte sich mein Leben schlagartig. Nicht nur die Therapie mit Insulinspritzen, das Blutzuckermessen usw. nahmen mich in Beschlag. Ich spürte in mir eine nie dagewesene Angst. Angst vor einem vorzeitigen Ende meines Lebens, Angst vor Folgeerkrankungen wie Erblindung, Niereninsuffizienz oder Nervenstörungen an den Füßen. Denn all dies gehörte nun zu meiner prognostizierten Zukunft. Heute weiß ich, dass die innovativeren Therapiemöglichkeiten es mir ermöglichen, weitgehend gesund alt zu werden. Doch damals sah meine Realität anders aus.

Es dauerte etwa drei Jahre, meinen Diabetes zu akzeptieren und mich mit meinen erhöhten Krankheitsrisiken auszusöhnen. Ich hatte einfach keine Lust mehr darauf, meinen Alltag von potenziellen Gefahren bestimmen zu lassen, die vielleicht nie eintreffen. Ich realisierte, dass mein Leben im Hier und Jetzt stattfindet, und ließ mich von diesen Risiken nicht mehr ängstigen, sondern dazu motivieren, mich mit meiner Erkrankung aktiv auseinanderzusetzen. Aufgrund meiner Diagnose betrachtete ich Gesundheit außerdem nicht mehr als etwas Selbstverständliches. Ich wurde meinem Körper gegenüber demütiger und begann, viel mehr zu schätzen, was er alles in

Perfektion für mich leistete – zum Beispiel ein Kind in mir heranwachsen zu lassen und zur Welt zu bringen. Auch das Sehen mit zwei gesunden Augen wurde für mich zu einem Geschenk, für das ich bis heute dankbar bin.

Und nicht nur das: Ich habe mir zudem angewöhnt, dieses Geschenk zu nutzen, genau hinzusehen und die Welt in all ihren Farben und Formen zu bestaunen. Manchmal schließe ich die Augen, um andere Sinneseindrücke intensiver wahrzunehmen und achtsam zu spüren, zu schmecken oder zu riechen. Mein Diabetes wurde für mich zum Trainer meiner Achtsamkeit – und letztlich zum Wegweiser für meine Berufung.

RAUS AUS DER SMARTPHONE-FALLE

Tablet, Notebook und Smartphone ziehen auf geradezu magische Art und Weise deine Aufmerksamkeit auf sich. Sie lenken dich oft davon ab, wirklich im Moment anzukommen. Die Informationsflut auf dem Display ist vergleichbar mit deinen Gedanken, nur dass du eben fremde Gedanken hörst, liest und in dich aufnimmst. Auch sie müssen verdaut werden und füllen den Raum in dir oft so sehr an, dass neben dem ohnehin schon vollen Tagesplan nur noch wenig freie Zeitfenster für ein spontanes Date mit deiner Intuition bleiben.

Wie wäre es, wenn du dein Smartphone öfter mal links liegen lassen und deine Aufmerksamkeit dem aktuellen Augenblick widmen würdest? Du könntest deine Social-Media-Apps nur zu festgelegten Zeiten öffnen oder dir einen Wecker stellen, um sie nach zehn bis zwanzig Minuten wieder zu schließen. Das ist eine gute Methode, um sich nicht so schnell im unendlichen Stream der Beiträge zu verlieren. Nutze dein

Smartphone stattdessen als Sparringspartner für deine Intuition und lass dich von ihm unterstützen statt mit Informationen überfrachten. Zum Beispiel so:

Stoppsignal: Bringe auf deinem Smartphone oder Tablet einen bunten Klebepunkt an, um dich an deine Medien-Auszeiten zu erinnern. Wenn du dein Handy dann doch in die Hand nimmst, fragt dich dein Achtsamkeitspunkt: *Bist du dir sicher, dass du diesen Moment verpassen willst? Ist es wirklich wichtig, dein Smartphone jetzt zu benutzen, zum Beispiel für einen Anruf oder eine Nachricht? Oder könntest du dich auch dir selbst widmen: zum Durchatmen, Wahrnehmen von Sinneseindrücken, Ruhigwerden.*

Achtsamkeits-Apps: Lass dich von einer App regelmäßig mit einem Gong daran erinnern, zehn bewusste Atemzüge zu nehmen, die Kraft deines Herzens zu spüren und dank deiner Sinne im Hier und Jetzt anzukommen.

Bewusste Medienzeit: Wenn du dir bewusst eine Social-Media-Einheit gönnen willst, bremst du deinen Finger aus und wischst nicht im Sekundentakt durch deine Time- oder Storyline. Widme dich lieber einigen wenigen Beiträgen und betrachte achtsam und in Ruhe jedes Bild oder Video. Registriere, wann du gedanklich ins Bewerten, Nörgeln oder Vergleichen rutschst, und nimm diese Gedanken bewusst wahr, ohne dich darüber zu ärgern. Sei stattdessen zufrieden mit dir selbst, wenn du einen automatisierten, unbewussten Gedanken einfängst und an die Oberfläche holst, um ihn „freizulassen". Nimm dir außerdem die Freiheit, Menschen oder Seiten zu entfolgen, wenn du bemerkst, dass dich ihre Beiträge oft aufwühlen oder entmutigen statt inspirieren oder bestärken.

ACHTSAMKEITSSPIELE MIT DEINEM KIND

Auch gemeinsam mit deinem Kind kannst du das aufmerksame Wahrnehmen spielerisch trainieren. Ihr könnt zum Beispiel das beliebte Kinderspiel „Ich sehe was, was du nicht siehst" spielen und es um andere Sinne erweitern wie „Ich höre was, was du nicht hörst". Einen Specht, ein Flugzeug, die eigenen Schritte, den Regen auf dem Dach – bei Ausflügen ins Grüne, aber auch in der Stadt oder daheim gibt es viele Geräusche zu entdecken. Auch durch Vorlesen oder Anhören von Fantasiereisen (siehe Meditation) kannst du das Wahrnehmen innerer Bilder oder Geräusche fördern.

*Kinder lieben „Als-ob-Geschichten"
und schlüpfen gern in andere Rollen.
Sie sind Erwachsenen in Sachen
Achtsamkeit weit voraus.*

Wenn dein Kind alt genug ist, könnt ihr eure Klarsinne trainieren und „Bücherkino" spielen. Dabei darf dein Kind ein Buch auswählen, ohne dir seine Wahl zu verraten.

ÜBUNG: INTUITIVES BÜCHERKINO

1. Dein Kind wählt ein Buch aus, versteckt es hinter seinem Rücken und kommt damit zu dir. Du kannst zur Sicherheit die Augen schließen.
2. Nun schließt auch dein Kind die Augen und lässt auf seiner inneren Kinoleinwand (Kinder machen dies intuitiv richtig) die Geschichte des Buches abspielen, ohne etwas zu verraten. Es sieht dabei meist die Figuren und seine Lieblingsstelle.
3. Frage dein Kind, ob es alles ganz genau sieht, hört und vielleicht sogar riecht?

4. Verbinde dich von Herz zu Herz mit deinem Kind, indem du ein imaginäres Band zwischen euch spannst und/oder seine Hände hältst. Sage dann laut: *Damit ich weiß, welches Buch du ausgesucht hast, setze ich mich jetzt zu dir ins Kino und schaue deinen Film mit an. Ich erzähle dir, was ich sehe, und du hörst zu. Danach verrätst du mir, was du in deinem Film gesehen hast.*
5. Blicke dabei auf deine eigene innere Leinwand, die anfangs komplett weiß ist. Beobachte, welche Dinge, Tiere, Menschen oder Situationen dort auftauchen, und gebe lediglich wieder, was du siehst, hörst, spürst oder riechst. Denk nicht aktiv darüber nach, wie der Titel des Buches lauten könnte und ob dein Kind vielleicht sein Lieblingsbuch herausgesucht hat. Dadurch rutschst du schnell in die Verstandsebene. Bleibe geistig entspannt und offen, beobachte und erzähle.

Selbst wenn du komplett „danebenliegst", könnt ihr nach Auflösung des Rätsels überlegen, wie sich deine „Filmszene" in das ausgewählte Buch integrieren ließe. Dabei kommen oft lustige Geschichten heraus, die eure Fantasie und somit eure Intuition zusätzlich anregen. Auch bei dieser Übung geht es weniger um die Trefferquote als um die Achtsamkeit gegenüber inneren Wahrnehmungen.

Mit der Zeit werdet ihr beide die entstehenden Bilder und Geräusche in eurem inneren Kino immer besser interpretieren. Übung macht den Intuitionsmeister!

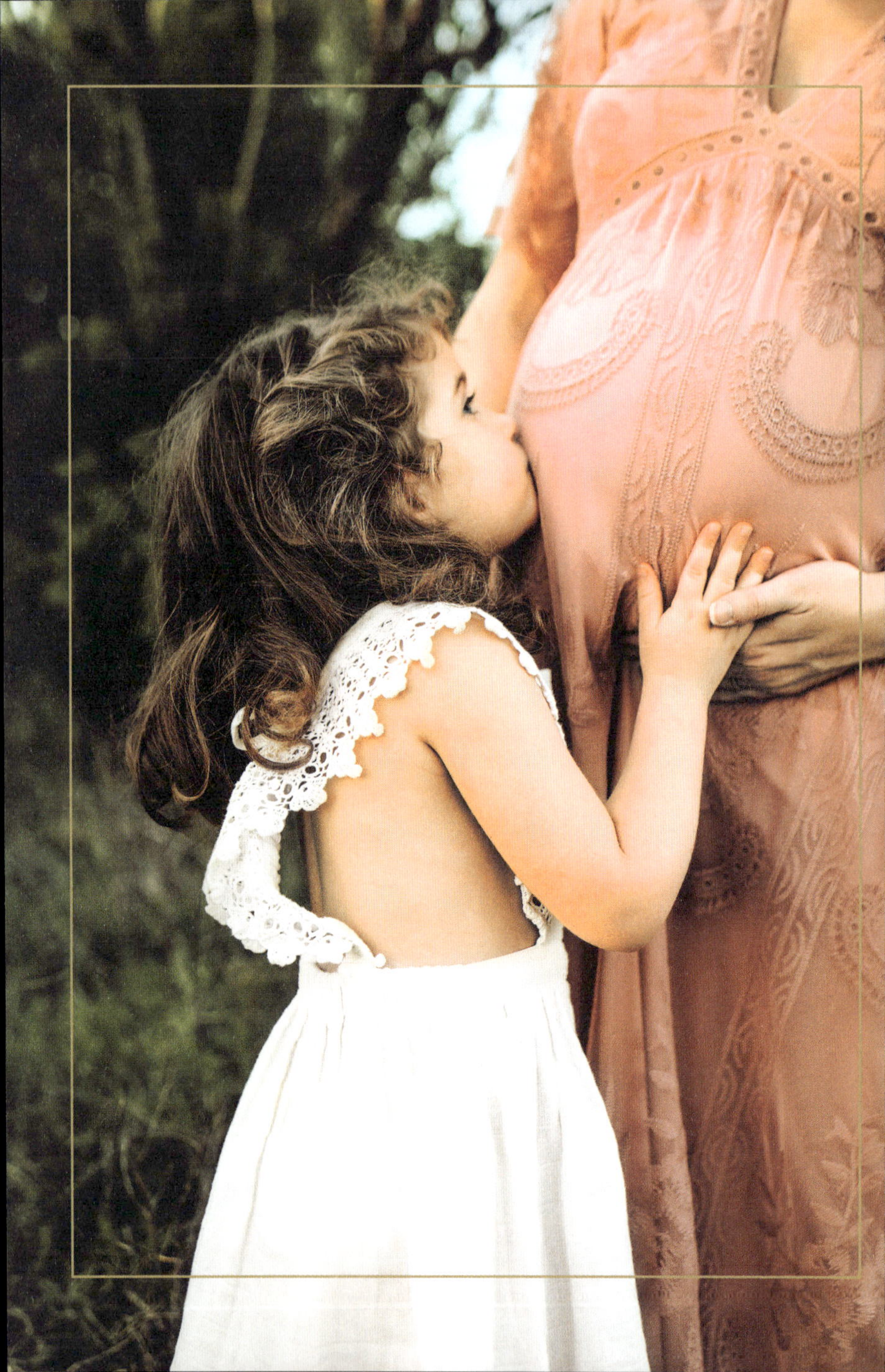

5.
Intuitiver Mama-Alltag

“

Nichts wirkt seelisch stärker auf die menschliche Umgebung, besonders auf die Kinder, als ungelebte Leben der Eltern.

Carl Gustav Jung

Genau deshalb geht es beim intuitiven Muttersein vor allem um dich und deinen liebevollen Umgang mit dir selbst. Sobald dein erstes Kind auf der Welt ist, scheinen selbstbestimmte Abendprogramme und gemütliche Morgenroutinen allerdings der Vergangenheit anzugehören. Je nach Alter deines Kindes und deiner beruflichen oder partnerschaftlichen Situation gibt es die unterschiedlichsten Gründe, weshalb dein Intuitionstraining auf der Strecke bleibt oder du im Trubel des Alltags wieder vergisst, auf deine innere Stimme zu hören. In diesem Kapitel erhältst du deshalb eine kleine Stütze für den Alltag, die bei Zeitdruck zudem eine gute Eselsbrücke darstellt.

5.1. INTUITION „TO GO“: DIE 3-2-1-FRAGE

3: „Ich bin bei mir.“
2: „Ich bin bei dir.“
1: „Was kann ich tun ...?“
Los!

Dieser kompakte Prozess bereitet dich in aller Kürze vor, um spontan und dennoch bewusst mit deiner mütterlichen Intuition in Kontakt treten zu können. So meisterst du auch unerwartete Herausforderungen mit deinem Kind authentisch und im Einklang mit der Stimme deines Herzens.

DIE 3-2-1-FRAGE IN AKTION

3: Ich bin bei mir – Checke bei dir selbst ein

Lege eine Hand auf dein Herz und verbinde dich mit deiner Herzensweisheit. Nimm einen tiefen Atemzug, spüre deinen Körper und die auftauchenden Gefühle. Visualisiere deine Schutzblase um dich herum, um dich vor den Emotionen und Urteilen anderer zu schützen.

2: Ich bin bei dir – Checke bei deinem Kind ein

Verbinde dich von Herz zu Herz mit deinem Kind, schenke ihm bewusst deine Aufmerksamkeit und erspüre seine Gefühlslage. Nimm das Bedürfnis dahinter wahr.

1: Was kann ich tun? – Frage nach

Stelle eine konkrete Frage, zum Beispiel: Was kann ich gerade für das Wohlbefinden meines Kindes tun? Oder: Was ist der Grund dafür, dass mein Kind weint?

Los!

Lehne dich befreit von Erwartungen zurück und empfange deine intuitive Antwort. Prüfe die verschiedenen Empfangskanäle, die du bereits kennengelernt hast (Seite 33 ff.):

- Siehst du etwas auf deiner inneren Leinwand (KlarSehen)?
- Hörst du eine kurze, prägnante Antwort (KlarHören)?
- Hast du eine plötzliche Eingebung (KlarWissen)?

Nimm bei Ja-Nein-Fragen wahr, ob sich dein Körpergefühl verändert. Achte vor allem auf dein Bauchgefühl. Stimmt es zu oder signalisiert es deiner Frage gegenüber ein ablehnendes Nein? Folge, wenn möglich, deinem intuitiven Impuls. Gibt dir deine Intuition Antworten und „Empfehlungen" mit weitreichenden Folgen, prüfe dein Anliegen in einem ruhigen Moment zusätzlich mit dem ausführlicheren Intuitionsprozess (Seite 58).

WIEDERKEHRENDE HERAUSFORDERUNGEN

Welche wiederkehrenden Situationen oder Entscheidungen empfindest du aktuell als herausfordernd? Wann oder wo weißt du nicht so recht, was du tun sollst, und würdest gern intuitiv eine gute Lösung finden?

Notiere in der gleich folgenden Selbstreflexionsübung eine konkrete Situation mit deinem Kind, die du am besten erst kürzlich erlebt hast, und befrage dann retrospektiv deine Intuition.

Hier sind Beispiele für herausfordernde Situationen und jeweils passende Fragen:

Dein Kind schläft abends schlecht ein: Was kann ich tun, um mein Kind beim Einschlafen zu unterstützen? Oder: Was ist der Grund dafür, dass mein Kind schlecht einschläft?

Regelmäßige Wutanfälle deines Kindes: Was genau belastet mein Kind gerade/immer wieder? Oder: Was kann ich tun, um die Situation zu entschärfen?

Probleme bei der Kindergarteneingewöhnung: Was kann ich tun, um meinem Kind die Eingewöhnung zu erleichtern? Oder: Was ist der Grund dafür, dass mein Kind …?

Dein Säugling weint ohne ersichtlichen Grund: Wie kann ich meinem Kind dabei helfen, sich zu beruhigen? Oder: Weshalb weint mein Kind?

Du bist nicht sicher, ob dein Baby beim Stillen satt wird: Hat mein Kind bei seiner letzten Mahlzeit ausreichend Milch getrunken, um satt zu sein? Oder: Ist mein Baby noch hungrig?

SELBSTREFLEXION

Jetzt bist du an der Reihe! Notiere eine wiederkehrende herausfordernde Situation, und dann: 3-2-1 … los!

Begib dich imaginär in die ausgewählte Situation. Wenn du angekommen bist:
Checke bei dir selbst ein und verbinde dich mit dir selbst. (3)
Checke bei deinem Kind ein, nimm die Bedürfnisse wahr. (2)
Stelle deine konkrete Frage (1):

Was hast du empfangen? Die Antwort deiner Intuition (Bilder, Worte, Bauchgefühl usw.):

Was könnte dies bedeuten? Interpretiere deine Eindrücke:

Möchtest du weitere Situationen mit der 3-2-1-Frage schriftlich reflektieren, kannst du dir hierfür eine Druckvorlage unter www.intuitivesmuttersein.de/bonus herunterladen. Versuche, diesen kompakten Prozess auch in den verschiedensten Alltagssituationen im Kopf durchzuspielen, um deine Intuition regelmäßig bewusst zu befragen.

Je öfter du dir im Alltag die 3-2-1-Frage stellst, desto seltener wirst du deinen Verstand als zweite Meinung zurate ziehen müssen. Natürlich wird dir diese Fragestellung nicht immer eine sofort anwendbare intuitive Antwort liefern, aber fast immer eine Tendenz in eine bestimmte Richtung. Du wirst zudem mitfühlender mit dir selbst werden und dir „Fehler“ leichter verzeihen. Eine gute Verbindung zu dir selbst – dank Meditation und Achtsamkeit – unterstützt dich dabei.

LEBENSPERLE

MORGEN VERSUCHEN WIR ES NOCH EINMAL NEU

Ein gewöhnlicher Mittwochmorgen: Meine Tochter will nach dem Frühstück noch eine „Show“ vorführen. Die Zähne müssen jedoch noch geputzt und die Schuhe angezogen werden, damit ihr Vater sie rechtzeitig vor Arbeitsbeginn zum Kindergarten bringen kann. Auch wenn meine Tochter meist gern dorthin geht, spielt sie noch lieber daheim in ihrer eigenen kleinen Welt. Sie hat es nicht eilig, aus dem Haus zu gehen, und folgt wie jedes Kind ihren spontanen Spielimpulsen. Oft gelingt es mir, das Spielen in den nächsten Tagesordnungspunkt zu integrieren. Die Mama wird dann plötzlich zur bayerischen Wetterhexe, die mit anderer Stimmlage, Dialekt und lustigen Eigenheiten das Töchterlein doch noch dazu bewegt, den „unsichtbaren Matsch" von den Zähnen zu putzen. Doch manchmal habe ich schlecht geschlafen und keine Zeit für meine Morgenmeditation, lasse mich vom Zeitdruck anderer anstecken oder habe aus anderen Gründen einfach keine Muße, die Situation mit einem Spiel zu entschärfen.

An diesem Morgen wurde ich nach der fünften Bitte, endlich mit dem Zähneputzen weiterzumachen, laut – richtig laut. Ich vergaß jeglichen „Anti-Schimpf-Vorsatz", ließ meiner Ungeduld freien Lauf und machte meiner Tochter Vorwürfe, dass ihr Papa wegen ihrem Getrödel viel zu spät zur Arbeit kommen und dann Ärger bekommen würde. Ich ließ meine innere Anspannung fast ungefiltert an meiner Tochter aus. Als sie ohne Abschiedskuss bitterlich weinend mit ihrem Vater das Haus verließ, brach ich selbst in Tränen aus. Ich schämte mich so sehr für die harten, unfairen Worte, die ich meinem Kind an den Kopf geworfen hatte. Ich hätte mich am liebsten sofort entschuldigt, doch das Auto war schon davongefahren. Also ging ich in das Kinderzimmer meiner Tochter, baute von Herz zu Herz eine Verbindung zu ihr auf und sagte: *Es tut mir so leid, mein Schatz. Ich wollte dir nicht wehtun!*

Ich erschrak regelrecht, als ich in mir plötzlich sehr deutlich die Stimme meiner Tochter wahrnahm – noch immer klingen diese besonderen Worte in mir nach: *Mama, du gibst dein Bestes! Ich habe mir dich als Mama ausgesucht. Ich kann mit solchen Dingen umgehen. Ja, manchmal tut es ein bisschen weh, doch das heilt ja wieder, wenn du dein Pflaster aus Liebe darüberlegst. So wie ich manchmal auf die Knie falle und auch diese Wunde heilt. Du kannst mich nicht vor allen Stürzen und Schmerzen beschützen. Sie werden in meinem Leben immer wieder passieren. Durch die kleinen Trainingseinheiten mit dir werde ich irgendwann allein damit zurechtkommen, wenn andere mir wehtun. Sei nicht so streng zu dir selbst, Mama! Morgen versuchen wir es einfach noch mal neu.*

Mir rannen wieder Tränen über das Gesicht – diesmal vor Rührung. Denn, wo auch immer diese Worte nun tatsächlich herkamen, sie ließen mich milder mit mir selbst sein. Sie glichen einer liebevollen Umarmung und ich spürte in diesem Moment so stark die Präsenz und Weisheit meiner Tochter, auch wenn sie diese mit ihren vier Jahren niemals so hätte ausdrücken können.

5.2. DEN SABOTEUREN DEINER INTUITION AUF DER SPUR

In deinem Alltag wird es immer wieder Zeiten geben, in denen du zwar intuitiv etwas wahrnimmst, dich aber scheust, danach zu handeln. Das Vertrauen in deine Intuition kann verloren gehen, wenn deine Emotionen und Gedanken alles andere überlagern. Sie können dich regelrecht von deiner Intuition abschneiden oder deine intuitiven Botschaften in Zweifel ziehen. Frage dich in solchen Momenten, was dich aktuell daran hindert, deine Intuition wahrzunehmen oder gemäß deiner Herzensbotschaften zu handeln? Beginne wieder mit kleinen Schritten und trainiere beispielsweise deine Herzkohärenz (Seite 53), um Herz und Verstand wieder besser im Team zusammenarbeiten zu lassen. Mit kompakten Selbstwahrnehmungsübungen kommst du Schritt für Schritt zu dir selbst zurück. Atme bewusst, spüre deinen Körper, fühle deine Emotionen und schalte deine Sinne ein. Wenn du deiner Intuition trotz alledem nicht traust, forsche nach den Ursachen deiner inneren Zerrissenheit. Was könnte der Grund sein, weshalb du in bestimmten Situationen nicht dem nachgehst, was du intuitiv als stimmig empfindest? Mögliche Ursachen sind:

Schlechte Erfahrungen: Hast du mit deinem Kind vielleicht bereits eine ähnliche Situation erlebt und damals ging dein Vorhaben ordentlich daneben? Werden durch diese Erinnerung starke Emotionen geweckt?

Mangelndes Selbstvertrauen: Bist du oft unter der Beobachtung anderer und scheust deren Meinung zum neuen, intuitiven Verhalten? Ist dir die Meinung der anderen wichtiger als deine eigene? Wenn ja, wieso?

Blockierende Glaubenssätze: Wird diese ablehnende Haltung von einem alten Glaubenssatz aus deinem Verstand heraus erzeugt? Bist du beispielsweise der Meinung, einfach „keine gute Mutter" oder weniger intuitiv zu sein als andere?

Angespanntheit: Bist du aktuell angespannter und weniger in deiner Mitte und bleibst deshalb vorsichtshalber in deiner Komfortzone? Schließt du dich zum Beispiel der Meinung deines Partners an, um Diskussionen zu vermeiden? Oder nimmst du dir keine Zeit für kurze Achtsamkeitsübungen? Wenn ja, warum? Glaubst du, dass du dir im Alltag keine Zeit für dich selbst nehmen darfst, weil alles andere Vorrang hat?

5.3. RITUALE UND ÜBUNGEN AUF EINEN BLICK

Nicht immer wirst du Zeit finden, um mit Muße in diesem Buch zu blättern. Die folgende Übersicht fasst alle Praxis-Tools der letzten Kapitel für dich zusammen, sodass du je nach Bedürfnis und Situation rasch eine passende Übung auswählen, nachlesen und umsetzen kannst.

MENTALEN DRUCK MILDERN

- SORGEN „ABATMEN“: Lass mit der 4-6-Atmung Druck ab aus deinem Sorgen-Luftballon. > Seite 77
- DEN SORGENDAMM BRECHEN: Löse beim Niederschreiben und Reflektieren deiner Gedanken mentale Anspannung und gewinne Abstand zu Grübelgedanken. > Seite 83
- SORGEN TEILEN: Sprich mit einer Vertrauensperson über deine Sorgen, um dich zu entlasten. > Seite 76

VERBUNDENHEIT FÖRDERN

- ERDUNG: Verbinde dich über deine Wirbelsäule mit der Kraft der Erde und Sonne, zum Beispiel bei Wartezeiten aller Art. > Seite 104
- BEWEGUNG UND ZEIT IN DER NATUR: Mobilisiere deinen Körper, sooft es geht, zum Beispiel durch Yoga oder einen Spaziergang, vorzugsweise im Wald. Verbringe regelmäßig Zeit in der Natur. Laufe barfuß, wann immer es die Jahreszeit zulässt.
- IN KONTAKT GEHEN: Verbinde dich über ein Lächeln oder wertschätzende Worte mit deinen Mitmenschen.
- BERÜHRUNGEN: Achte auf ausreichend Körperkontakt mit deinem Kind, wann immer es dies wünscht.
- BAUMRIESEN: Erdet euch spielerisch. > Seite 107

- **LEUCHTTURM:** Beobachte dein Kind, ohne einzuwirken, und spüre seine Befindlichkeit. > Seite 97
- **HERZHÄNDE:** Bleibt über aufgemalte Herzen miteinander verbunden, wenn ihr euch länger trennt. > Seite 98
- **LEITWOLF:** Plane möglichst regelmäßig 15 Minuten ungestörte Spielzeit ein. Lass dein Kind bestimmen. > Seite 98
- **SCHAU MIR IN DIE AUGEN:** Haltet Augenkontakt beim Gedankenpost-/Nicht-lachen-Spiel. > Seite 100
- **BRÜCKEN BAUEN:** Schaffe Bindungsbrücken zwischen getrennter und gemeinsamer Zeit. > Seite 101

MEDITATIVE AUSZEITEN SCHAFFEN

- **ATEMMEDITATION:** Atme im 4-6-Rhythmus oder beobachte deinen Atem, ohne ihn zu verändern. > Seite 116
- **HERZKOHÄRENZ:** Spüre dein Herz und rufe ein hochschwingendes Gefühl wie Dankbarkeit hervor. > Seite 53
- **METTA-MEDITATION:** Sprich Worte der liebenden Güte zu dir selbst, deinem Kind und anderen. > Seite 118
- **MIT KIND:** Singt Mantras, hört Fantasiereisen, probiert das „Schüttel-Kribbel-Spiel" aus oder den „Kuss-Bodyscan". > Seite 120

EMOTIONAL STARK SEIN

- **DEINE SCHUTZBLASE:** Schütze dich mit einer großen, visualisierten Schutzblase vor den Stimmungen anderer. > Seite 46
- **KÖRPERÜBUNG FÜR MEHR SELBSTMITGEFÜHL:** Nimm deine Emotion wahr, benenne sie und schenke dir selbst eine Umarmung, streiche dein Gesicht aus, summe dein Lieblingslied oder creme dich fürsorglich ein. > Seite 78
- **WAHRHEITS-CHECK:** Überprüfe negative Gedanken und wandle sie möglichst um. > Seite 81

- **EMOTIONALE WELLEN SURFEN:** Lass all deine Emotionen bewusst zu und empfange ihre Botschaften. > Seite 128
- **EMOTIONALER CHECK-IN:** Checke regelmäßig bei dir selbst und deinem Kind ein. > Seite 131
- **EMOTIONALES RETTUNGSBOOT:** Begleite dein Kind bei unangenehmen Emotionen, statt es abzulenken. > Seite 126

ACHTSAM LEBEN

- **ALLTAGSAKTIVITÄTEN:** Schalte im Alltag achtsam deine Sinne ein, zum Beispiel beim Gehen, Abwaschen oder Kuscheln. > Seite 137 ff.
- **NEUTRALE BEOBACHTERIN:** Erforsche zum Beispiel auf dem Spielplatz dein Umfeld und beschreibe gedanklich alle Sinneseindrücke, ohne zu werten. > Seite 135
- **MEDIEN:** Nutze dein Smartphone als Sparringspartner – Klebepunkt, Achtsamkeitsgong und achtsame Social-Media-Zeit unterstützen dich. > Seite 141

INTUITION (SPIELERISCH) TRAINIEREN

- **DEINE INTUITION GEZIELT BEFRAGEN:** Nimm mit einer konkreten Frage in deinem inneren Kino Platz und warte auf die Antwort, die dir deine Intuition auf die Leinwand zaubert. > Seite 58
- **FLASCHENGEIST:** Nimm die Perspektive deines höheren Selbst ein und beobachte dich „von oben". > Seite 49
- **KLEINE EXPERIMENTE:** Errate mit der Farbenparade oder dem Nachrichten-Orakel intuitiv die richtige Farbe oder die Absender neuer Nachrichten. > Seite 65
- **BÜCHERKINO:** Nimm in deinem intuitiven Kino eine Szene aus dem Lieblingsbuch deines Kindes wahr. > Seite 142
- **GEDANKENPOSTSPIEL:** Erkenne intuitiv den Gegenstand, an den dein Kind gerade denkt. > Seite 100

“

Lausche deinem Herzgeflüster und dein Kopf wird weise.

KARIMA

5.4. DIE 11 GOLDSTÜCKE DES INTUITIVEN MUTTERSEINS

Die folgenden „11 Goldstücke" stellen die Essenz dieses Buches dar und sollen dich an all das erinnern, worum es beim intuitiven Muttersein geht. Jedes Goldstück für sich bewirkt einen Unterschied, wenn du dein Leben davon bereichern lässt. Je mehr Goldstücke du auf deiner Reise durchs Muttersein einsammelst, desto größer dein Schatz. Unter www.intuitivesmuttersein.de/bonus findest du sie als PDF zum Herunterladen und Ausdrucken.

AUF EINEN BLICK

DIE 11 GOLDSTÜCKE DES INTUITIVEN MUTTERSEINS

1. *Ich vertraue der Weisheit in mir.*
2. *Mein Kind geht seinen eigenen Weg.*
3. *Ich bin wachsam für meine Gedanken.*
4. *Ich pflege die Verbindung zu mir und anderen.*
5. *Ich fülle den Nähetank meines Kindes.*
6. *Meditation fördert mein Seelenwohl.*
7. *Ich heiße alle Emotionen willkommen.*
8. *Ich habe eine klare Intention.*
9. *Achtsam begegne ich mir und der Welt.*
10. *Mitgefühl und Mut sind meine Verbündeten.*
11. *Um Hilfe zu bitten ist wahre Stärke.*

Aus dem Buch #intuitivesmuttersein
@karima.stockmann_lebensfreude @gu.verlag

1 *Ich vertraue der Weisheit in mir.*

Ich selbst kenne mein Kind am besten. Ich bin gut genug, kompetent genug, mitfühlend genug, liebevoll genug, gelassen genug, einfach „Mutter" genug, um bestmöglich für mein Kind zu sorgen. Ich darf der Stimme meines Herzens vertrauen! Ich lasse mir von niemandem etwas anderes einreden, auch nicht von mir selbst.

2 *Mein Kind geht seinen eigenen Weg.*

Ich zeichne die Lebenslinie meines Kindes nicht in meinen Gedanken vor. Ich ermutige es, seinen eigenen Lebensweg zu finden und zu gehen – mit all den Höhen und Tiefen, schönen Ausblicken und Irrwegen. Schmerzvolle Erfahrungen gehören zum Leben dazu und bedeuten Wachstum.

3 *Ich bin wachsam für meine Gedanken.*

Mein Verstand ist nicht der Regent meines Selbst und meine Gedanken sind nicht das Abbild der Wahrheit. Mein eigener „Filter" bestimmt, was ich wahrnehme und was nicht. Ich bin wachsam für destruktive Gedanken und halte dazu Distanz, indem ich ihren Nutzen und Wahrheitsgehalt hinterfrage.

4 *Ich pflege die Verbindung zu mir und anderen.*

Aus einer starken Verbindung zu mir selbst erwächst eine starke Verbindung zu meinem Kind. Als Teil des großen Ganzen ziehe ich Kraft aus der Gemeinschaft und leiste meinen Beitrag durch liebevolle Aufmerksamkeit meinen Mitmenschen gegenüber.

5 *Ich fülle den Nähetank meines Kindes.*

Ich schenke meinem Kind das Gefühl des „Gesehenwerdens". Meine liebevolle Aufmerksamkeit ist sein Leuchtturm.

Dazu gehört auch: Beobachten, ohne einzugreifen. Spielen, ohne zu führen. Aufrichtig hinhören, ohne ungefragt Rat zu geben. Ich baue Bindungsbrücken durch bewusste Zweisamkeit, Augenkontakt und innige Umarmungen.

6 *Meditation fördert mein Seelenwohl.*

Beim Meditieren finde ich in meine Mitte und in meine Kraft. Ich werde still und beobachte, ohne zu bewerten. Ich lasse meine Gedanken und Sorgen ziehen. Innere Ruhe macht mich empfangsbereit. Jede Meditation ist eine Einladung an meine Intuition. Schon fünf Minuten ganz bei mir selbst machen einen Unterschied für mein Seelenwohl.

7 *Ich heiße alle Emotionen willkommen.*

Sowohl meine Emotionen als auch die Emotionen meines Kindes benötigen Aufmerksamkeit. Jede Emotion ist okay. Wir surfen mutig die Wellen unserer Emotionen und lauschen ihren Botschaften. Wellen kommen und gehen, Emotionen ebenso. Sowohl Freude wie Schmerz haben ihren Sinn im Leben. An manchen Tagen gehen sie Hand in Hand. Ich heiße beide willkommen. Dank emotionaler Klarheit bin ich meinem Kind Stütze und Vorbild zugleich.

8 *Ich habe eine klare Intention.*

Mit konkreten Fragen starte ich die Kommunikation mit meiner Intuition. Ich lehne mich befreit von Erwartungen zurück und freue mich über jeden neuen „Empfängnistag". Ich bin bereit, der Stimme meines Herzens zu lauschen. Ja, ich will!

9 *Achtsam begegne ich mir und der Welt.*

Ich nehme mich und die Welt so wahr, wie sie ist – nicht wie meine Gedanken sie interpretieren. Mein Atem und meine

Sinne verankern mich im Hier und Jetzt. Ich bleibe wachsam für alles, was mich umgibt. Ich bin bereit für ein spontanes Date mit meiner Intuition.

10 *Mitgefühl und Mut sind meine Verbündeten.*
Ich habe Mitgefühl für mich selbst und lasse ab von Selbstverurteilungen. Fehltritte gehören zum Lernprozess und jede Situation steht für sich selbst. Ich lasse mich durch schlechte Erfahrungen nicht von neuen Erfahrungen abhalten. Mutig folge ich meinem Herzensweg und bin offen für Überraschungen am Wegesrand. Ich liebe. Ich lerne. Ich lebe.

11 *Um Hilfe zu bitten ist wahre Stärke.*
Ich umarme meine vermeintlichen Schwächen und bitte um Hilfe, wenn ich etwas nicht allein schaffe. Ich teile meine Sorgen und habe den Mut, mich zu öffnen. Mich unterstützt eine höhere Macht, wenn ich danach frage.

Rufe dir diese „11 Goldstücke" regelmäßig ins Bewusstsein, um Intuitionsblockaden aufzulösen und im Vertrauen in deine Intuition zu handeln. Jede einzelne Übung in diesem Buch bringt dich diesen Goldstücken näher. Allein du entscheidest, welche neuen Verhaltensweisen du in dein Leben integrierst. Lass dich durch die Fülle an Tipps und Umsetzungsmöglichkeiten inspirieren und nicht unter Druck setzen. Die verschiedenen Kapitel sind wie ein Buffet, an dem du dir ganz nach deinem Geschmack den Teller füllen kannst. Du brauchst keinesfalls alles kosten, um eine intuitive Mutter zu sein.

Deine Reise beginnt bereits mit dem ersten Schritt. Wie so oft im Leben geht es nicht wirklich darum, wann du am Ziel ankommst, sondern ob du die Reise dorthin überhaupt beginnst und bewusst erlebst …

IN LIEBE AN MEINE TOCHTER

Liebe Mila,

DANKE,

... dass ich durch dich zur Mutter wurde und eines der größten Abenteuer dieses Lebens erleben darf.

... dass du mir zeigst, was es heißt, bedingungslos zu lieben.

... dass du mich jeden Tag herausforderst und wachsen lässt.

... dass du mir schon oft ins Ohr geflüstert hast „Du bist die beste Mama, die es gibt", obwohl ich noch so viel lerne und oft ein Vorhaben danebengeht.

... dass du mich immer wieder ins Hier und Jetzt holst und mir deine pure Freude am Sein vorlebst.

... dass du mich daran erinnerst, „liebevoll zu sprechen", anstatt zu schimpfen, wenn meine Geduld deinem Talent zum Träumen gegenübersteht.

... dass du mir durch deinen starken Selbstausdruck einen Spiegel vorhältst und mich dazu inspirierst, ebenso ich selbst zu sein.

... dass du mir immer wieder aufzeigst, worum es im Leben geht: um die Liebe – in all ihren Facetten.

Deine Mama

am 20. September 2022

KLEINER GROSSER DANK

Auch ich habe während des Schreibprozesses immer wieder meine Mitmenschen um Hilfe gebeten. Herzlichen Dank deshalb für die verschiedensten Unterstützungen – sei es mit Kindbetreuen, Knoten-im-Kopf-Lösen, Ermutigen, Probelesen, Ideengeben, Philosophieren, Rückenfreihalten, Lektorieren, Erfahrungenaustauschen oder einfach Verständnis haben …

Danke an Mama, Sandra, Tatjana, Christian, Thom, Tobi, Stephan, Amir, an Petra B. und Nadine vom GU Verlag, die den Stein ins Rollen gebracht haben, sowie an meine geduldige und feinfühlige Lektorin Petra M. Ebenso herzlichen Dank an alle, die im Hintergrund zum Gelingen dieses Buches beigetragen haben.

ZUM WEITERLESEN

- Kathrin Borghoff: *Hochsensibel Mama sein.* Beltz, 2020.
- Doc Childre/Howard Martin: *The Heartmath Solution.* HarperOne, 2000.
- Glennon Doyle: *Untamed.* Rowohlt, 2020.
- Gerd Gigerenzer: *Bauchentscheidungen.* Bertelsmann, 2015.
- Jesper Juul: *Dein kompetentes Kind.* Rowohlt, 2009.
- Ralf Reske: *4 Fragen, die alles verändern.* GU, 2020.
- Nicola Schmidt: *Erziehen ohne Schimpfen.* GU, 2019.
- Stefanie Stahl: *Nestwärme, die Flügel verleiht.* GU, 2018.
- Stefanie Stahl: *Das Kind in dir muss Heimat finden.* Kailash, 2015.

ÜBER DIE AUTORIN

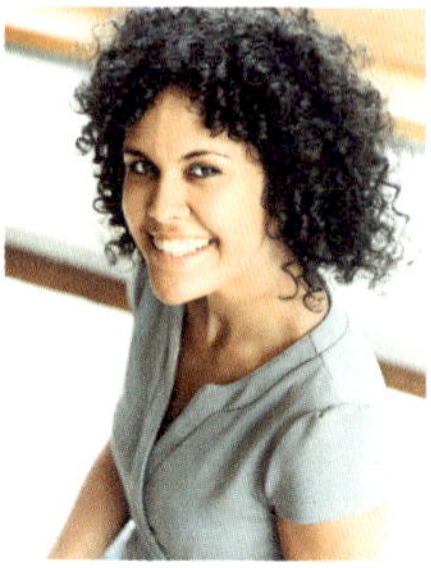

Karima Stockmann ist mit ganzem Herzen „Lebensfreude-Stifterin". Seit 2011 folgt sie dieser Mission und vermittelt als Speakerin und Autorin in ihren Vorträgen, Büchern, Videos und Social-Media-Beiträgen alltagstaugliche Tipps für mehr Seelenruhe und Lebensfreude. Denn aus eigener Erfahrung weiß sie, wie stürmisch das Leben manchmal sein kann – gerade als Mutter eines kleinen Wirbelwinds. Sie nimmt die Herausforderungen des Lebens an und unterstützt ihre Mitmenschen dabei, es ihr gleichzutun. Mit ihrem turbulenten Lebensweg und ihrem sonnigen Gemüt ist sie gern gesehene Expertin in Podcasts, Zeitschriften und Online-Magazinen.

MEHR LESENSWERTES VON UND ÜBER KARIMA STOCKMANN:

- *Du bist stärker, als du glaubst! Dein Mutmachbuch für die großen und kleinen Herausforderungen des Lebens.* Groh, 2021.
- *24 x Ich bin ganz bei mir selbst: Adventskalender.* Groh, 2020.
- *Ich bin ganz bei mir selbst: Mein Eintragbuch für mehr Achtsamkeit.* Groh, 2018.

Internet:	www.karima-stockmann.info
Blog:	www.lebensfreude-heute.de
Instagram:	@karima.stockmann_lebensfreude
YouTube:	www.youtube.com/lebensfreudeheute

BONUSMATERIAL

Mehr Infos und Downloads unter:
www.intuitivesmuttersein.de/bonus

ABFOTOGRAFIEREN, TEILEN, INSPIRIEREN

Inspirierende Zitatseiten und acht grafisch aufbereitete und mit dem Kamera-Icon gekennzeichnete Übungen freuen sich darauf, von dir geteilt zu werden. Einfach abfotografieren und im Handumdrehen auf deinem Social-Media-Kanal teilen. So inspirierst du auch andere Frauen, gut auf sich selbst zu achten und sich wieder ihrer Herzensweisheit zuzuwenden – ob mit oder ohne Kind.
Nutze für Instagram gerne:
@karima.stockmann_lebensfreude
#intuitivesmuttersein
@gu.verlag

SCHNELLE HILFE

Notfallnummern bei Ängsten und Überforderung
Elterntelefon: (0800) 111 0 550
Mo bis Fr: 9 bis 17 Uhr und Di und Do: 9 bis 19 Uhr
Telefonseelsorge: (0800) 111 0 111, rund um die Uhr

“

Sei realistisch,

erwarte Wunder!

SPRICHWORT

LIEBE LESERINNEN UND LESER,

wir wollen Ihnen mit diesem Buch Informationen und Anregungen geben, um Ihnen das Leben zu erleichtern oder Sie zu inspirieren, Neues auszuprobieren. Wir achten bei der Erstellung unserer Bücher auf Aktualität und stellen höchste Ansprüche an Inhalt und Gestaltung. Alle Anleitungen und Rezepte werden von unseren Autoren, jeweils Experten auf ihren Gebieten, gewissenhaft erstellt und von unseren Redakteur*innen mit größter Sorgfalt ausgewählt und geprüft.

Haben wir Ihre Erwartungen erfüllt? Sind Sie mit diesem Buch und seinen Inhalten zufrieden? Wir freuen uns auf Ihre Rückmeldung. Und wir freuen uns, wenn Sie diesen Titel weiterempfehlen, in Ihrem Freundeskreis oder bei Ihrem Online-Kauf.

Sollten wir Ihre Erwartungen so gar nicht erfüllt haben, tauschen wir Ihnen Ihr Buch jederzeit gegen ein gleichwertiges zum gleichen oder ähnlichen Thema um.

KONTAKT ZUM LESERSERVICE

GRÄFE UND UNZER VERLAG
Grillparzerstraße 12
81675 München
www.gu.de

IMPRESSUM

GU ist eine eingetragene Marke der GRÄFE UND UNZER VERLAG GmbH, www.gu.de

ISBN 978-3-8338-8699-7
1. Auflage 2023

Projektleitung: Petra Bradatsch
Lektorat: Petra Müller
Bildredaktion: Simone Hoffmann
Umschlaggestaltung und Layout: ki 36 Editorial Design, München, Katja Wohnrath
Herstellung: Renate Hutt
Satz: Christopher Hammond
Reproduktion: Longo AG, Bozen
Druck und Bindung: DZS Grafik, Slowenien

Bildnachweis:
Cover: Plainpicture
Adobe Stock: S. 4, 12; Getty Images: S. 19, 28, 34, 50, 60, 162; iStockphoto: S. 17, 88 (2), 159; Radmila Kerl: S. 164; Jessica Rockowitz/Unsplash: S. 144; Shutterstock: S. 68.
Syndication: www.seasons.agency

Umwelthinweis:
Nachhaltigkeit ist uns sehr wichtig. Der Rohstoff Papier ist in der Buchproduktion hierfür von entscheidender Bedeutung. Daher ist dieses Buch auf PEFC-zertifiziertem Papier gedruckt. PEFC garantiert, dass ökologische, soziale und ökonomische Aspekte in der Verarbeitungskette unabhängig überwacht werden und lückenlos nachvollziehbar sind.
Die GU-Homepage finden Sie unter www.gu.de

Wichtiger Hinweis
Die Gedanken, Methoden und Anregungen in diesem Buch stellen die Meinung bzw. Erfahrung der Verfasserin dar. Sie wurden von der Autorin nach bestem Wissen erstellt und mit größtmöglicher Sorgfalt geprüft. Sie bieten jedoch keinen Ersatz für persönlichen kompetenten medizinischen Rat. Jede Leserin, jeder Leser ist für das eigene Tun und Lassen auch weiterhin selbst verantwortlich. Weder Autorin noch Verlag können für eventuelle Nachteile oder Schäden, die aus den im Buch gegebenen praktischen Hinweisen resultieren, eine Haftung übernehmen.

GRÄFE UND UNZER
Ein Unternehmen der GANSKE VERLAGSGRUPPE